福本容子

なぜ世界でいま、「ハゲ」がクールなのか

講談社+α《プラスアルファ》新書

はじめに

禿頭のブランド力

スイスのチューリッヒ空港からバスで2時間程。ダボスは美しい山々に囲まれた、標高1500mの高級スキーリゾートだ。普段の人口はわずか1万1000人。木々も建物も厚い雪を被り、街の灯《あか》りがまたたく冬の夜景は、まるでおとぎ話に出てくる挿絵のよう。

その俗世間から切り離されたような山間の街に毎年1月、世界中から大統領や大臣やビル・ゲイツさんのような「超」の付くお金持ちや、アンジェリーナ・ジョリーさんのような「国際貢献活動も頑張ってるのよ」といったセレブたちが大勢集まり、とても現実的な世界の問題を議論する。

「ダボス会議」として知られる世界経済フォーラムの年次総会だ。これを取材に行った時のことである。2005年1月だった。

私が宿泊したのは、部屋にテレビもない、全然高級じゃない、でも清潔な感じがする普通のスキーロッジだった。極端に混み合う会議中のこの時期。ちゃんとしたホテルは、1年以上も前から、うんとお金を持っている人たちや、会議の関係者たちに全部押さえられている。世界的に有名なテレビキャスターやコラムニストではない一般の報道陣は、主催者から割り振られた地味な場所に泊まる。だから、あの人が同じ所にいるとは全然思ってもいなかった。

でも、そのシルエットは、紛《まぎ》れもなくあの人のものだ。パスカル・ラミー。元通商担当の欧州委員で、その後、世界貿易機関（WTO）の事務局長になったフランス人である。

後ろから見ただけで、「あ、ラミーさん」と思った。何と言っても、彼の頭のお陰だ。耳の上あたりから襟足《えりあし》にかけて、ロマンスグレーのごくごく短い髪があるけれど、頭部の少なくとも上3分の2以上はツルツルだ。ハゲ頭、というか同じ意味ではあるけど、禿頭《とくとう》と呼んだほうがいい、そのブランド力を改めて思い知らされた瞬間だった。

ハゲてる男の人って素敵だったんだ——。

ラミーさんは多分、私が初めてそう思った人である（映画俳優など除き）。背がすらっとしていて、ジョギングやサイクリングが日課とあってか、スタイルがいい。何と言っても、髪のない頭と強い目力から、オーラが発散されていた。映画『スター・トレック』に出てくるＵＳＳエンタープライズの艦長、ジャン＝リュック・ピカードのイメージだ。

タフ・ネゴシエーターとして知られる。それはそうだろう。通商担当の欧州委員という仕事は、まず欧州連合（ＥＵ）の中で、二十何ヵ国という、どれも個性の強い加盟国の利害をうまく調整しなければいけない。そして、その代表として今度は世界の利害が対立する国々と交渉だ。タフでなければ務まらない。

同時に、未明まで続くような厳しい交渉の合間をぬって、日々思ったことを日記風につづりながらインターネットで発信したりもしていた（当時はフェイスブックもツイッターもなかった）。朝のジョギングのことなんかも書いたりする、ちょっとお茶目な横顔もあった。

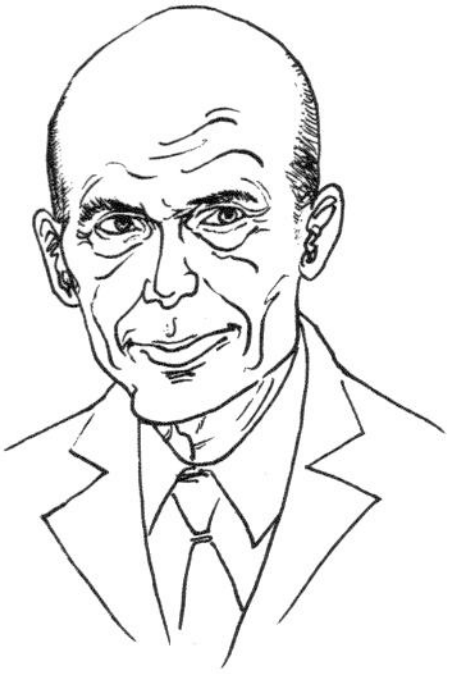

パスカル・ラミー

私は２００１年４月から４年間、主にヨーロッパ経済のことを毎日新聞に書くため、ロンドンに駐在していた。その間、貿易問題などについて何度かラミーさんにインタビューさせてもらったことがある。

ラミーさんのオフィスは、ベルギーの首都ブリュッセルにある、ＥＵ版霞が関の巨大役所にあった。ある時、欧州委員会のビルに入り、エレベーターから降りたところで、ちょうど登庁してきたラミーさんといっしょになった。手には、テイクアウトのコーヒー。そしてハンチング帽がキマっていた。髪の毛がないから余計にキマっていた。

フランス人らしいと言えばそれまでだけど、颯爽《さっそう》とした空気をまとい、およそ「大臣」という言葉からイメージされる姿ではなかった。東京の霞が関で、中央官庁の幹部が朝、ハンチング帽、手にはコーヒー、のスタイルで登庁することはまずない。


さて、ラミーさんは例外なのだろうか。

ラミーさん以外の男性、それも日本人で、ツルツルのハゲという人は、魅力的じゃないのだろうか。

そんなことは絶対にない。

これがこの本の短い結論だ。

世の中には、自分（たち）が思い込んでいることと、自分（たち）以外が感じていることが、実は全然違ったんだよね、という場合が結構たくさんある。

まさに「ハゲ」はその一つだ。

ハゲの条件

「自分（たち）」と、あえて（たち）を入れたのは、ハゲの場合に限らず「男の人たち」「女の人たち」といった集団全体として、大いに勘違いをしていることがあるからだ。例えば女子はネイルに相当な時間とお金と労力を費やし、「カワイイー」と喜んでいるけれど、男性からはその投資に見合った評価をされないのが普通だ。むしろやりすぎて反対に引かれてしまう、大いなる逆効果の現実もある（もちろん、女子がみんな男子にもてたくてネイルをキラキラにしているわけじゃないけれど）。

女性が意識しすぎる「太っている」もそう。男性はある程度ふっくらした女性が好きだったりするのに、女性は（特に日本人女性は）、他人が思っているのより自分は2サイズぐらい太めに見られていると思って悩んだりする。そしてナントカダイエットにお金をかけたり、きちんとした食事をしなかったりで、体や心に変調をきたす人もいる。もったいないことだ。

男性のハゲも同じ。

ただ、ハゲにもよる。？　どういうことなのか、この先、ちょっと探っていきたい。

その前にお断りが3つほど。

その1。この本は、ハゲの悩みに寄り添うタイプではない。なぜかと言うと、私はハゲがいけないことだとも、ハゲた人が弱者だとも思っていないから。

そんなことを言うと、お前は女で髪もいっぱいあるから、ハゲている者の悩みがどれほどのものかわからないんだ！　なんて、しかられそうである。

その通り。私にはわからない。本人にはなれないからわかるはずがない。ただ、普通、ハゲの悩みは、そのせいで日常生活に支障をきたすというものではない。たいてい周囲の目に起因している。ところが、周囲の目と、自分が思い込んでいる〝周囲の目〟は同じじゃない。そこで、数ある周囲の目のうちのたった2つではあるけれど、周囲は案外こう思っていたりするものなのよ、とお伝えすることは無意味じゃないと思うのだ。

その2。言葉づかいについて。これはまさに、長年のハゲに対する誤解やら偏見やらが原因だと思うのだけど、「ハゲ」に代わる適切な日本語が見つからない。脱毛症、薄毛、禿頭など、あることはある。さらに専門的な医学用語も。ただ、どれも一般的じゃないし、今ひとつピンと来ない。

なので、ひんぱんに「ハゲ」「ハゲ」と繰り返すけれど、決してバカにしているのではない。髪の毛が乏《とぼ》しくなっている状態を端的に表す他の言葉を思いつかないだけなのである。

日本語以外の世界にも、言葉づかいの悩みはあった。

英語でハゲはｂａｌｄ（ボールド）。この語感が悪すぎる、他に何とか言いようがないのかと、そんなことを書いているアメリカ人起業家がいた。トッド・グリーンさん。後ほどしっかり登場する、「ヘッドブレード」というスキンヘッド用カミソリを開発した人だ。22〜23歳の時にハゲ始めたらしい。

「ｂａｌｄという言葉がずっと大嫌いだ。私にとって、ｂａｌｄは悪い言葉である。ｂａｌｄになりたい、なんて人がいったい何人いるだろうか。この言葉をポジティブな意味で使う人はほとんどいない。例えば、『あいつｂａｌｄなんだよ。だから君、あいつのことがきっと気に入るはずだ』とか言う人は普通いない。たいていは、『あいつのこと、気に入ると思うよ。あ、まあ、ｂａｌｄではあるけどね。だけどさ、おう、あいつが金持ちだってことも、言ったよな』、こんな風である[1)]」

1　To Be Bald or Not to Be Bald : That Is the Question, by Todd Greene, *The Huffington Post*, The Blog, 10.25.2010.

語感。これはかなりどうしようもない。でも、特に悪い意味など込めず、声をひそめたり、発する時に辺りを見回したりせず、「黄色」「緑」とかと同じような感じで普通に使う人が少しずつ増えていけば、誤解や悪いイメージが解け、いつか前向きな意味をもつ、カッコいい言葉になるかもしれない。そんな日が来たら、すばらしい。そう願う。

それから、丸坊主の髪型を表す言葉も、ぴったりのいいものがない。カミソリで剃《そ》った、スキンヘッド状態の頭は英語で「ｓｈａｖｅｄ　ｈｅａｄ」という。そのまま、「剃った頭」の意味。「ｓｈｏｒｎ　ｈｅａｄ」というのもある。スキンヘッドよりは毛が短く残っている髪型で、丸刈りに近いかもしれない。あるいは、最近だと「ベリーショート」の感じだ。

でも、日本語ではいずれも「坊主頭」。職業としてのお坊さんでなくても、そういう状態を「坊主頭」と呼ぶことになっている。ちなみに新明解国語辞典（7版）で「坊主」を引くと、まず「①（寺の住職である）僧」とあって、説明に「多く、軽い侮蔑《ぶべつ》を含意して用いられる」と書いてある。②に来るのが坊主頭で、「僧のように、頭に毛の無い人」とある。それから「茶坊主」の略、というのも⑤として紹介されていた。どこか、バカにしたような、決して立派な感じではない響きがあるように思う。このためか、ヘアスタイルの「坊主」にも、伝統的にカッコいいというイメージは伴《ともな》ってこなかった。

それでも最近は、このヘアスタイルもようやく市民権を得てきた感がある。カッコいいニュアンスを込めて、カタカナでボウズと書いたりするようになったからだ。中には、ｂｏｚｅなんてアルファベット表記もある。モダンでクールな音響機器の名称と、ちょっと重なるところもあり、オシャレ。坊主頭（中にはかなり長めの丸刈りも結構あるけれど）に特化したヘア専門雑誌、「ボウズエクストリーム」なんていうのも登場している。

そういう風潮が出てきたことを考えたら、英語のｓｈａｖｅｄのことを、坊主頭、ボウズと言い換えても、それほど悪い印象じゃないかもしれない。ただ、まだまだ過渡期のようなので、念のためお断りしておきたい。

お断り、その3。この本で扱うのは、男の人が加齢に伴って経験するハゲ中心である。額と頭の境界のＭが、どんどん上に上がっていったり、てっぺんの円が広がっていったりするおなじみのタイプだ。男性型脱毛症（ＡＧＡ）と呼ばれているものである。

ハゲのタイプは他にもいろいろだし、女性のハゲもあるけれど、ここでは扱わない。最大の理由は、ハゲ人口で圧倒的多数を、男性の、この男性型脱毛症が占めていること。男性のハゲの95％以上との指摘もある。[2)] 最大派閥を占めるだけに、この男性型脱毛症に対する考え方が変わったら、ハゲの人の生き方、ひいては世の中がかなり変わる可能性大、と思ったからである。

男性ほど数が多くないとはいえ、女性にもハゲ、薄毛はある。男性型脱毛症に女性がなることもあるし、抗ガン剤治療などのため、髪を失い二重のショックに苦しんでいる女性も決して少なくない。

なぜ女性のハゲを取り上げなかったかと言えば、男性には、「ハゲ始めたらボウズにしちゃいなよ」と言えても、女性に同じお勧めは、今のところまだしづらい、というのがあるためだ。もう何千年という間、世の中に組み込まれた、男と女の外見に対する固定的な考え方には、抗しがたいものがある。もちろん、抗ガン剤治療などで髪を失った女性たちによる、「髪なんかなくても美しい」というキャンペーンとかがあって、女性が堂々と坊主頭を世間にさらすこともある。勇気があると思う。ただ、男性に比べ、女性の坊主頭への社会的受け容れ度はまだまだ、というのが現実だ[3]。

2　WebMD

3　海外ではアメリカで、元ガン患者のシャロン・ブリンさんが始めた“Bald is beautiful”キャンペーンがある。ガン治療で髪を失っても、自信や尊厳を失うことなく美しく生きられる、という信条を広める活動だ。この信条が、日本も含めて世界的に浸透すればいいなと思う。ただ、現状は男性の坊主頭さえ日本ではまだ市民権を得始めた段階だ。

その反面、女性が容姿に手を加えて見栄えをよくすることに対しては、男性の場合より本人の抵抗は低く、社会の容認度は高い。その代表が化粧。その名の通り、化ける。でも、それは決して恥ずかしいことではない。化粧をしている女性に、「やーい、元が悪いから、上から塗《ぬ》ってごまかしてるぅー」なんてことは、まず言わない。それどころか、一定以上の年齢になると、化粧をしないで人前に出ることのほうがむしろ恥ずかしいことであるという考えが一般的になる。

化粧どころか、美容整形にしても、世の中の容認度はかなり高い。ツケマツゲなどまつげのカツラだけど、カワイイーの対象だし、バレても何の問題もない、女性の場合は。

ハイヒールもそう。これは単に背を高く見せるだけの目的ではなく、デザイン、ファッションの重要な要素なのだけど、男性にはない。というか、男性においては人為的に背を高くする行為は恥ずかしいもの、という感覚があり、そのためこっそり靴の中で調整するという手法が誕生したりしている。

カツラも同じだ。女性の場合は、薄毛対策であっても、ファッション目的だとしても、カツラ（ウィッグ）やヘアピース、付け毛の類《たぐい》を身につけることが恥ずかしいこと、バレてはいけないことだという扱われ方が通常されない。

これに対し、男性のカツラは、バレない、が大原則。事実を隠していることへの後ろめたさ、バレた時にからかわれる、バカにされるだろうという恐怖心。こうした感情が男性のカツラには付きまとい、その結果、宣伝などでも、「自然な感じに仕上がる」とか「何段階かに分けて気付かれないように増やす」といった誘い方がされる（これは増毛も同じ）ようだ。このため、多くの女性の場合と違って、ある時はカツラあり、だけど、別のシーンではカツラなし、なんていうパターンがほとんどない。

というわけで、本書の対象は、男性に多い加齢に伴うハゲ、にしぼりたい。

では、世の中にハゲの男性ってどれくらいいるのだろう。

まず、自分がハゲ（薄毛）**だと思っている**日本人男性は１２６０万人。成人男性のなんと3分の1を占める。20代で約10％、30代で20％、40代で30％、50代以降は四十数％となるそうだ。[4]

そしてハゲを自認している彼らの半数以上が、ハゲである故に自分は外見的魅力がないと感じ、４割が、髪がフサフサな人と比べて「自信がない」と思っている。

また、ハゲていることを「気に病んでいる」という男性は８００万人。さらに、６５０万人が何らかの対策をとったことがあり、５００万人が今も対策中という。[5]

このハゲとどう向き合うか。ハゲのステータスは変えられるか——。
これからいっしょに考えてみませんか。

4　板見 智「日本人成人男性における毛髪（男性型脱毛）に関する意識調査」日本医事新報、2004年
5　板見 智『専門医が語る　毛髪科学最前線』集英社新書、2009年

◉目次

第5章　髪の文化人類学

第6章　ハゲノミクス

第7章　ボウズファッション

第8章　ハゲのリアル

第1章　世界の政治家とハゲ

ルーシーの結論

「フィナンシャル・タイムズ（FT）」という新聞の名物コラムニストに、ルーシー・ケラウェイさんという50代のイギリス人女性がいる。このFTというのは、日本ではよく「経済紙」と呼ばれていて、私は仕事上の必要から普段読んでいるのだけれど、彼女のコラムは断トツでおもしろく、仕事上の必要がなくなっても、絶対に読み続けたいと思っている。要するに、私はルーシーの大ファン。

歯に衣着せぬ、というより、型破り。よい子でないのに断然正しい、というのが好きな理由だ。FT上の記事の多くが経済や金融、外交、政治という硬派ネタという中で、気の進まない職場のパーティーに出るべきかどうかとか、背の高い人と低い人のどちらを雇うかとかいった、他愛もないネタが中心。一見軽い感じだけれど、実は世界的に有名な大会社でも、結構みんな真剣に悩んだりしている話題ばかりで、なかなかリアルだ。そういうテーマを辛辣《しんらつ》に、でもユーモアもちりばめて正面から切っている。ユニークさ、ぴか一なのだ。

話がそれたついでに書くと……。

2013年2月、FTは発行125周年ということで特集を組んだ。有名なOBも含め、新聞社を代表するそうそうたる書き手（中には大臣経験者も！）が体験談を披露していた。その中に、ルーシーもいた。記念すべき紙面に彼女が何を書いていたかというと……。

昔、ファッション業界の経営者のファッションセンスがなさすぎ、という記事を書いた。すると、上司から「君はFTという新聞のセールスポイントを理解していない」と注意され、酷評した経営者の一人からは怒りの手紙をもらった。

酷評した相手とは、マークス・アンド・スペンサーという、イギリスでは超有名な小売りチェーンの社長さん。「社長たるもの、自社ブランドを着なければならないという事情があるから、それを考えたら、まあ、あのセンスの悪さもやむを得ないか」みたいなことを書いた（日本を代表する、某○本経済新聞がそんなコラムを掲載することはまずないだろう）。

話は続く。酷評された社長さんは、ルーシーあての苦情の中で驚愕《きょうがく》の告白をしたのだ。「私は人生で一度もマークス・アンド・スペンサーのスーツなど着たことはない」――。当然、ルーシーはこの〝大スクープ〟を記事にしたかったのだけど、FTは許してくれなかった。――そんなこんなを、記念すべき125周年特集に書いた。それがルーシーだ。

ここからが、ようやく本題である。

そんなルーシーの名物コラムに〝Dear　Lucy〟がある。読者が、主に職場での悩みをルーシーに寄せ、解決策を彼女が指南《しなん》するとともに他の読者もアドバイスを提供する、という企画である。

ある日の相談[1]が、そう、「ハゲについて」だった。相談者は48歳の男性ジャーナリスト。

相談者「つい最近までは、薄くなっていく自分の頭頂部を鏡で見ないようにすることが、自尊心を保つ唯一の方策だと考えていました。ですが、(サッカー選手の)ルーニーの植毛[2]がいい感じなので、自分もアリかな、と思い始めまして……」

ルーシー「まずあなたは、笑い物になるでしょうね。職場の若い後輩たちが植毛をしたあなたを見て、『若くてクールだ』なんて思うことはありません。彼らの反応は『哀《あわ》れなジイさんが植毛なんかしちゃった。痛いなあ』といったものでしょう。

自然があなたの頭頂から奪ったものを、取り戻そうと多額の資金を投じたり、(手術の)痛みを我慢したりするのではなく、年月がその頭の内部に持ち込んだもの——見識や経験——をアピールすべきなのです。薄くなった部分の面積を毎日気にしているようでは、無理ですね」

1　2012年2月1日(電子版)
2　サッカー、イングランド代表選手、ウェイン・ルーニー選手(20代の若さながら頭が薄くなり、2011年に植毛手術を受けた。本人がツイッターで明かし、話題に)。

正しいだけに、ルーシー節《ぶし》はキツイ。でもルーシーには愛もある。ルーシー「48歳で薄くなってきたとありますが、そうだとすれば、あなたは平均的です。男性の3割が30歳で薄くなり始めるということを考えたら、あなたはむしろ、ずっとましなほうです。

さあ、背筋を伸ばし、白くなった残りの毛を切り落とし、パソコンの待機画面に、ウィンストン・チャーチルとかマイクロソフト前最高経営責任者のスティーブ・バルマーのような著名ハゲさんの写真を載せてみましょう」

ルーシー流、スッキリさわやか！　これが、まさに本著の結論そのものだ。でも、ここで終わっては本にならないので、ちょっとだけ、付け足してみたい。まずは、ルーシーも例に挙《あ》げた、偉大なるハゲの紹介から。

雄弁政治家に髪は不要！

イギリス人に「最も尊敬する政治家は？」と尋ねて一番多く返ってくる答えは、間違いなくウィンストン・チャーチルだろう。１９６５年に亡くなってほぼ半世紀が経つけれど、依然として高い人気を誇っている。ただ、首相を2度やったというだけなら、日本にもいる。チャーチルさんの場合、1期目（１９４０年５月〜４５年７月）の大偉業、つまり第２次世界大戦でイギリスを勝利に導き、国土と国民をナチス・ドイツから守ったということでもって、広く尊敬されている。

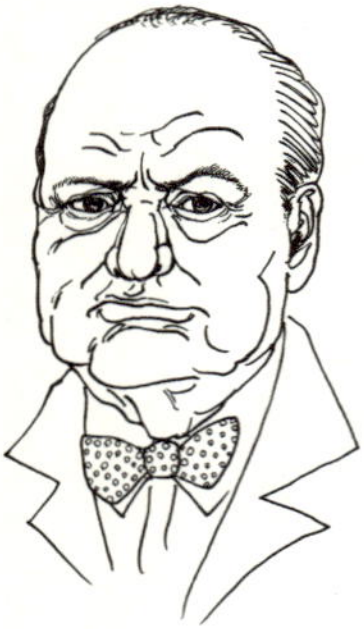

ウィンストン・チャーチル

チャーチルさんは90歳で世を去った。長生きだ。そんな歳だったら、髪の毛がなくても全然不思議ではないのだけれど、資料写真を見ると、とても若い時点で薄毛がすでに始まっていたみたいだ。１９０４年、つまり30歳になるかならないかの時に撮られた写真では、もう前頭部が相当後退している。だから、彼の場合、実に20代からハゲ始めていたことになる。

そのチャーチルさんが、どれだけ人気かというのを示す話がある。

イギリスの公共放送ＢＢＣが２００２年に「偉大なイギリス人」という特集番組を放映した。ちょうどその時私はロンドン駐在だったので、1位は誰だろう？　とわくわくしながら観ていたのをおぼえている。

対象は歴史上の人物でも、今まさに活躍中という人でもＯＫ。ジャンルも問わない。３万人以上が投票に参加し、上位10人がまず順番抜きで発表されて、その中から改めて視聴者が選ぶ、という企画だった。

8位ジョン・レノン、6位アイザック・ニュートン、5位ウィリアム・シェークスピア、といったそうそうたる顔ぶれである。そして、そのシェークスピアをも超える3位にダイアナ妃が入り、いまだに相当な人気者であることを証明した。

そして、ダイアナさんにも打ち勝ち堂々1位をゲットしたのが、髪の毛のほとんどないチャーチルさんだったのである。

ちなみに、上位5人中、ただ一人の女性であるダイアナさんを除くと、全員がハゲ・薄毛だったのはちょっと興味深い。当然、ハゲだったから英雄に選ばれたわけではなく、英雄視されている人にハゲが多かったということなのだけど、たまたまなのか、何か関係があるのかは、わからない。

ただ、チャーチル、ブルネル[3]（2位）、ダーウィン（4位）、シェークスピアのみなさん、髪がないお陰で帽子がキマっていたり、肖像画や銅像になりやすい、つまり特徴をつかみやすい姿だ

3　19世紀を代表するイギリスのエンジニア、土木建築家。数々の重要な蒸気船やトンネル、橋、鉄道の創設に貢献した。

と言えないこともない。オーラがあり、その他大勢の中で目立ち、一度見たら忘れない、というアドバンテージがある。

チャーチルは例外か？

ところが、ここから話は、ちょっと残念な方向に展開する。

チャーチルさんはいまだに英国民からとても尊敬されている政治家なのだが、イギリスでは、彼の後にハゲの首相が誕生していないのだ。実はこれ、あの国でよく話題になるテーマだ。日本ではほとんど考えられないことなのだけど、朝日新聞とか毎日新聞にあたる全国紙が「政治とハゲ」を大真面目に取り上げたりする。

例えば、政治コラムニストのアラン・ワトキンスさん。２０１０年に亡くなるまで、50年以上にわたり、イギリスの新聞や雑誌に政治評論を書いた大ベテランのコラムニストである。

そのワトキンスさんの説が、有権者は髪の毛が少しでも多いほうの政治家に投票する、というもの。チャーチル以降の英国政治史を振り返ると、必ず頭が薄くないほうの党首が選挙戦を制しているそうなのである。

この話題は、２００１年の総選挙で保守党が前回に続き惨敗した際にも盛り上がった。

敗北の責任を取らされたのが、メージャー首相の後任として1997年から保守党党首を務めていたウィリアム・ヘイグさん。完璧と言っていいハゲで、辞任といってもまだ40歳の若さだったのに、頭はツルツルだった。

2010年に保守党が政権を奪還、自民党と連立を組んでからは、外務大臣を務めている。間違いなくすごい実力者。オックスフォード大卒で、なんと16歳の時、保守党大会で演説をし、注目を集めた大物だ。国会議員に初当選したのは27歳の時。歴史に詳しく、文才もあって立派な本を出したりもしている。ところが気の毒なことに、1997年に政権交代を果たした労働党のブレア首相が人気ありすぎだった。仮に党首の髪の毛がふさふさだったとしても、保守党は、当時のブレア労働党に恐らく勝てなかったと思う。だから彼の頭髪のせいにはできない。

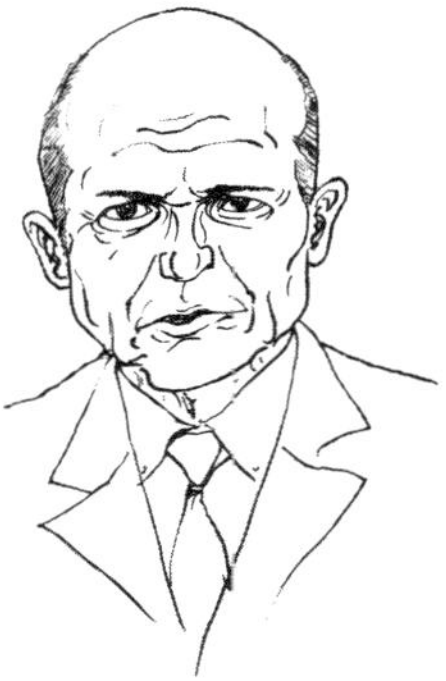

ウィリアム・ヘイグ

できないのだけれど、ヘイグさんの後任に有望視された（そして実際に選ばれた）イアン・ダンカン・スミスさんが、これまた若ハゲだったから、「ハゲはもう二度と首相になれない」論が活発化した。「ガーディアン」紙など、社説でそう論じているのだから、ヘア問題は決して侮《あなど》れないテーマなのである。

じゃあ、どうしてチャーチルさん以降、イギリスでハゲは首相になれないと言われるのだろう。

テレビ。これが最大の理由ではないか。

チャーチルさんの時代はラジオだった。そして彼は演説がとても上手だった。数多くの「チャーチル語録」を残している。でも、今はテレビ、そしてもっと酷《こく》なことに、ユーチューブなどで何度も何度も動画が繰り返し流れる時代だ。当然、世間の関心もビジュアルに向かう。

特にブレアさんの登場により、「若さ」「はつらつさ」が大事な要素になる。「バンビちゃん」のあだ名もついたブレアさんが選挙に勝ち、首相になった時のあのフレッシュなイメージは、確かに強烈だった。当時43歳。1812年のリバプール首相の42歳に次ぐ若さである。

ヘイグさんの実年齢はもっと若かった。保守党の党首になったのは36歳の時で、もし2001年の総選挙で勝っていたら、ブレアさんよりさらに若い40歳での首相就任となっていたはずだ。ダンカン・スミスさんは、もう少し歳をとっていたけれど、それでも保守党党首就任時は47歳。なのに、ツルツルの2人は年相応の若さに見えない。

ヘイグさんに続き、ダンカン・スミスさんも首相にはなれなかった（まだこれからなるチャンスはあるけれど)。

一方、2010年の選挙でなんとか政権を取り返し、首相の座に就いたデービッド・キャメロンさん(保守党党首)には髪の毛がちゃんとある。

テレビの影響でビジュアルが重視されるようになったのに加え、こんなこともあるのではないかと思う。

事例が少ないので、あくまでも仮説ではあるけれど――。

長期政権の後、「チェンジ」を唱《とな》えて政権交代を目指す時、どうも成功するのは、若いフレッシュなイメージ、世間が飽《あ》きてしまった長期政権のイメージと対照的な新しいタイプのリーダー、のような気がする。固定観念とはいえ、髪が若さを演出するうえで有効なアイテムとなるのは間違いない。サッチャー、メージャーと18年続いた保守党政権の後、「チェンジ」はフレッシュなブレアさん。そしてブレア、ブラウンと13年続いた労働党政権の後、「チェンジ」と登場した(単独過半数は取れず、連立政権とはなったけれど)のはキャメロンさんだった。

あくまでも仮説、の話。でも、もしこれがある程度あたっているとすれば、ハゲの政治家がトップに上り詰められるケースというのは、若さが売りだったリーダーが大コケし、「やっぱり頼れる大人がいい」「強いボスのタイプがいい」となった時、となる?

アメリカはやっぱりビジュアル

では、アメリカはどうだろう？

「タイム」は、世界的に有名な格調の高い週刊誌だ。年末の恒例行事にもなっている「今年の人」選びは、日本の新聞も毎年律儀《りちぎ》に報道する。次に紹介するのは、２００７年10月25日号の記事だ。見出しは“The Bald Truth”。直訳すれば、「あからさまな真実」といったところだけれど、bald にはもちろん、ハゲという意味があるから、「あからさま」と「ハゲ」の両方かけてあって、ハゲにまつわるあからさまな真実、みたいな感じ。

それがもう痛烈なのである。書き出しからこんな調子だ。

「もし２００８年の大統領選挙が、ヒラリー・クリントン対ルドルフ・ジュリアーニになったら、アメリカ人は『ハゲの大統領』より『女性大統領』を選ぶであろう。というのも、これまでこの国では５人以上、ハゲ頭の大統領が誕生しているが、ここ51年は例がないのである。ハゲ頭で最後に大統領選を制した人物は、再選を果たしたドワイト・アイゼンハワー氏だが、戦った相手、アドレー・スティーブンソン氏もハゲで、国家の頂点を目指したハゲ対ハゲの戦いだったのである」

筆者であるジャーナリストのスティーブ・ラッシンさんも40代で立派にハゲている方だ。だから、より説得力がある。

ラッシンさんによると、ハゲというのは、映画で悪者の象徴になっているように、印象が悪いということらしい。彼は最悪の大統領候補として、ハロルド・スタッセンさんを挙げている。何と、1944年から92年まで、10回も共和党の大統領候補を目指したのだが、「残念」の連続だった。若い頃から髪がなかったのだけど、気の毒なのは「カツラ被ってます」と言わんばかりのカツラだったことだ。

「ワシントン・ポスト」紙のマージョリー・ウィリアムス記者はこう書いている。

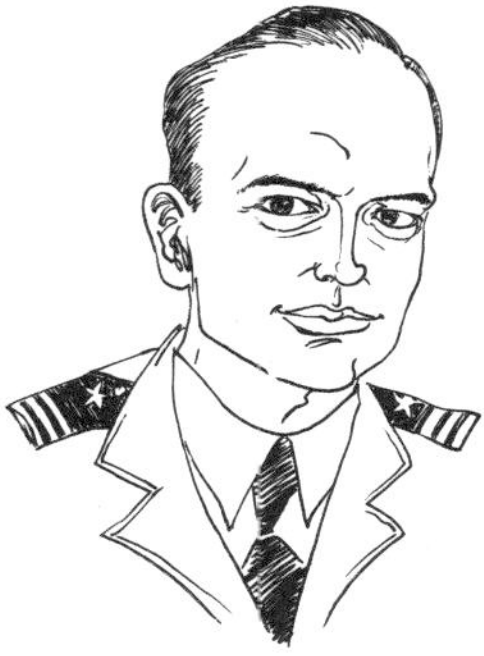
ハロルド・スタッセン

「亡者には寛容であるように教え込まれた訃報《ふほう》専門記者でさえ、スタッセン氏のカツラは触れずにはいられないものだった。現代の政治の現実におもねって、まるで溶けた銅に浸したフクロネズミを被るような行為は、大いなる間違いだった」

写真を見ると確かにカツラが残念な感じだ。それでも、ハゲた頭をそのまま世間にさらすよりはマシだと本人は思っていたのだろう。ラッシンさんの厳しい結論はこうだ。「毛のない種類の犬がウェストミンスター・ドッグショー[4]で優勝することはない。大統領選でも今では同じことが言える」

演説を通して有権者の心をつかむ力が物を言ったのはラジオの時代。もちろんラジオの影響がなくなったわけではないけれど、やはりテレビの普及で政治家のルックスや見た目の印象がうんと重要になった。

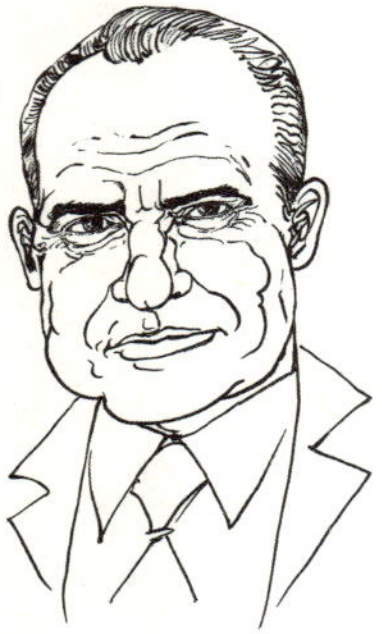

リチャード・ニクソン

それを象徴するような出来事が伝えられている。アメリカの大統領選で、候補者による初のテレビ討論が行われた時の話。リチャード・ニクソン（現役副大統領）とジョン・F・ケネディー（上院議員）が対決した1960年の選挙である。

討論はテレビに加え、もちろんラジオでも放送されたのだけど、おもしろいのは、ディベート

4　ニューヨークのマディソンスクウェアで毎年開催される純血犬種の品評会。初開催が1877年と、アメリカを代表する伝統的な恒例イベント。

をラジオで聴いた人たちの間では「ニクソンの勝ち」の評価が多かったのに、テレビ視聴者の判定は「ケネディーの勝ち」だったことだ。

補足すると、テレビ討論会は計4回行われ、ニクソンさんは初回が始まる数時間前まで選挙運動を頑張っていた。おまけに彼は遊説中に膝《ひざ》の怪我をして貴重な2週間を病院で過ごすはめになってしまった。しかも運悪く、まさにテレビ討論の初日、会場のテレビ局に到着し車を降りようとした際、怪我をしていた膝をドアにぶつけてしまうというアクシデントにまで見舞われた。そんなわけで、ニクソンさんの顔は青白く、げっそりとしてくたびれた感じだった。

さらに、頑固なニクソンさん、話の中味が肝心だとかなんとか言い張って、テレビ用のメーキャップを断ってしまう。結果、伸びたヒゲを白黒の画面がしっかりとらえた。放映直後、ニクソンさんのお母さんまでが、「病気なの?」と心配して電話をかけてきたほどだったとか。

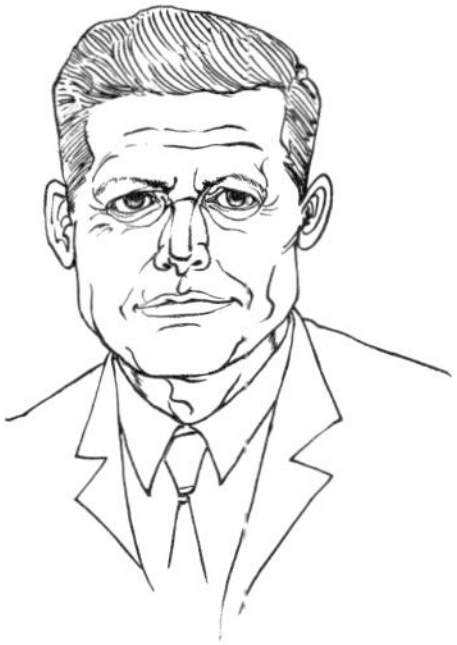

ジョン・F・ケネディー

対するケネディーさんは、元気で自信たっぷりに見えて、それでもってディベートの間中、リラックスした様子だったそうだ。

ラジオで聴いた人とテレビで見た人の間で評価が分かれた、ということについては異論もあるみたいだ。でも、この初回のディベートが選挙戦の流れを変えたと言われている。ニクソンさんは失敗から学び、2回目以降はちゃんと休息をとったうえでメークもして臨んだ。出来栄えも良くて挽回《ばんかい》できていたはずだったのに、最初の計算違いが痛かった。「史上初のテレビ討論」と注目を集めた第1戦ほど2回目、3回目は視聴率が高くなく、結局、最初に好印象を与えたほうが勝ち、となってしまったのだ。

選挙はケネディーさんが僅差で勝利した。もちろんテレビ討論がすべてではなかったにせよ、影響大だった。ニクソンさん自身、1962年に出版した自著“Six Crises”で、「一枚の画像は千の言葉の価値があるということを、よく覚えておくべきだった」と反省している。

ちなみに髪の毛は、ケネディーさんのほうがふさふさだった。年齢は実はニクソンさん47歳、ケネディーさん43歳と4つしか違いがなかったのだけど、すでにおでこが後退し始めていたニクソンさんはずっと年上の印象を与えている。

一方、ケネディーさんだが、民主党候補の誰と比べても髪の元気さで上だった。

いずれにせよ、1960年のニクソンvsケネディーのテレビ討論が、その後のアメリカの大統領選、そして大げさに言えば世界の選挙戦に「テレビ映り」というものの重要さを認識させるきつかけとなったのは間違いない。

残酷な実験結果

「政治と髪」には、ちょっと長い歴史がある。英「エコノミスト」誌によれば、少なくともローマ帝国時代に遡《さかのぼ》るそうだ。あのジュリアス・シーザー（ガイウス・ユリウス・カエサル）でさえ、後退する生《は》え際を気にしていたと言われる。シーザーの名前は、ラテン語でもともと「たくさんの長い髪」を意味するとの説もあるみたいだけど、皮肉なことに彼は薄毛に悩んでいた。そこで、ハゲを隠すために、月桂樹の葉のリース（輪っかの被り物）を頭に載せていた、という説が有力らしい。

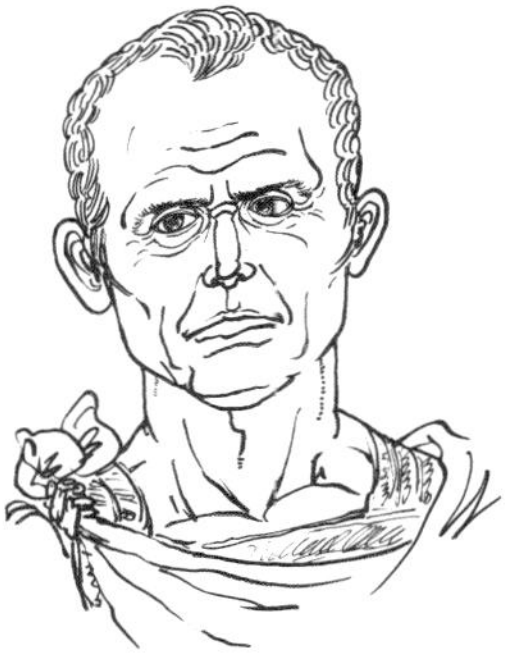

ジュリアス・シーザー

シーザーの姿をあらわした絵画や彫刻は何種類もあるけれど、例えばドイツ・ベルリンの旧国立美術館所蔵のものは、かなりハゲたもののようだ。シーザーやローマ皇帝らの伝記を残した歴史家、スエトニウスによると、シーザーは、よく反対勢力から笑いの種《たね》にされる自分の薄毛をとても恥ずかしく思っていて、頭の後ろのほうに残った毛を櫛《くし》で前に流して髪があるように見せかけるなど、必死だったそうだ。月桂樹の髪飾りを常に被っていられる身分だったことに感謝していたらしい。[5]

現代の世でも、政治家とその容姿の関係を、真剣に研究している専門家が結構いる。「髪」限定ではなく、外見全般ではあるけれど、カリフォルニア大アーバイン校で政治学を研究するショーン・ローゼンバーグ教授がいくつかの実験を行っていた。

その一つ。連邦議会の議員候補について感想を聞く、という設定なのだが、140人に対して2人の候補のチラシを配る。それぞれに、所属政党とか政策についての考えが記されている。これは、あくまで実験なので中味はすべて架空のものだ。

チラシには、それぞれの候補の顔写真も載せてある。写真はどちらもモデルさんのもので、本物の候補者じゃない。一方が見栄えのするAさんの顔、もう一方がそうでないBさんの顔だ。モデルさんの見栄えの良し悪しは、あらかじめ別の実験で、調査対象者の評価を聞いた結果を使った。他の要素で差が出ないよう、両方とも白人でネクタイ姿にした。

で、実験では、参加者の半分に対しては、「民主党候補」のほうに良い顔のAさんの写真を、

5 *The Twelve Caesars Book I : Julius Caesar*, by G. Suetonius Tranquillus, translated by A.S. Kline

残り半分には「共和党候補」のほうにAさんの顔写真を載せて、どちらに投票したいか聞いてみたそうだ。

もし、候補者の外見が投票行動に関係ないというのであれば、結果はAさん、Bさん、ほぼ半々の得票となるはずである。

ところが、なんと6対4でAさんの勝ちとなった。片方では民主党の価値観、もう片方では共和党の価値観だったのに、この結果である。「政策本位で選ぼう」などと声高《こわだか》に主張している新聞記者としては、できれば見なかったことにしたい結果というしかない。

残念ながらこの実験から髪の有無の影響力はわからない。ただ、政治的な主張や実績もさることながら、外見の持つパワーはばかにならない、ということを示している。

とは言っても、政治家に求められる「外見」というのは単純に美しいかどうかというモノサシでは測れなそう。信用できそうな顔、自信がありそうな顔、愛すべき顔、そういういろいろな要素を織り込《おりこ》んでの「良い顔」だから、簡単ではない。

余談だけれど、アメリカの大統領選挙結果と候補者のハロウィーン用マスク（頭からすっぽり被るお面）の売れ行きには相関関係があるとよく言われる。

科学的な因果《いんが》関係はわからない。ハロウィーン（10月31日）は大統領選挙（4年に1度、11月の第1月曜日の次に来る火曜日）のほんの数日前。だから、ハロウィーン時点での人気度は、かなり投票日の得票率と近いのではないか、という連想があるだけだ。

とはいえ、全米に約1000店のチェーンを持つハロウィーン専門ストア「スピリット・ハロウィーン」は1996年の選挙以降、統計を取っていて、この間の選挙5回すべて相関関係が証明されたのだとか。

これをどう考えるか。もちろん人気があるからマスクも売れる、が普通の発想なのだろうが、顔（の特徴）が好きか嫌いか、愛すべきかどうか、が投票行動にも表れる、と言えないこともなさそうな……。

好かれる顔立ち、に加えて、「若々しさ」が重要になるのも政治家の特徴だろう。実年齢が低いという若さではなく、はつらつとした若々しさ、だ。

大統領や首相は、多数の国民の命を預かっている存在である。ここが他のリーダー、例えば企業経営者と決定的に違う。いざという時、陣頭に立ち、ストレスのかかる過酷《かこく》な状況下でも、冷静に指揮《しき》をとることが期待される。持久力が問われる場面だってある。それに耐える心身の健康が、政治リーダーに求められる大事な資質だろう。年齢が高くても、若々しいこと、あるいは若々しく見えることが重要なのだ。

もちろん、髪があること＝若々しい、ではないものの、加齢とともに減る髪は、やはり若々しさを構成する大事な要素だ。多くの男性政治家はそう思ってしまう。テレビが普及し、映像時代になってから、いっそう若々しくアピールする傾向が強まった。有権者もそれを期待するようになった。ハゲたリーダーがほとんど登場しないので、ますます、ハゲていることはハンディのように受け取られる。するとハゲた候補者は、どうしても頭髪を気にし、どこか自信がゆらいでいる感じを与えてしまって、結果、選挙で支持を得にくい。そんな状況がアメリカでもイギリスでも続いた。少なくともこれまでは。

変化の兆し？

アメリカのオバマ大統領は、もちろんハゲではない。でも、とても短く刈っている。黒人特有の髪質であることと切り離せないのかもしれないけれど、歴代の大統領の中では、異例の短さだ(ただ、縮《ちぢ》れているため短く見えるのであって、一本一本伸ばすと結構長さはある、との指摘もある)。

さて、あくまで「もしかしたら」の世界で、科学的根拠はないのだけれど、「ハゲは選挙に弱い」の通説が、ついに少しずつではあるけれど変わりつつあるのかもしれない。

「リック・スコット氏、138年ぶりのハゲのフロリダ州知事に」

これはアメリカのAP通信が2011年1月17日に流した記事の見出しだ。「山田氏、鹿児島県知事選勝利、ハゲでは138年ぶり」なんてニュースを共同とか時事とか、日本の通信社が流すことを想像できる?

で、このリック(リチャード)・スコットさんとはどういう人なのだろう。1952年12月生まれ。写真を見ると、納得のハゲ頭だ。海軍での兵役を経てビジネスの世界に入った人である。持っている資産の価値は100億円とも200億円とも言われる、要は大金持ちだ。だから選挙資金も自腹で十分だったようだ。

選挙で戦った相手候補は女性なので、「髪アリ男」対「髪ナシ男」の比較はできない。ただ、「ヒラリー・クリントン対ルドルフ・ジュリアーニなら、ハゲのジュリアーニより女のヒラリー」と断言したラッシンさんの説は、少なくともここでは当たらないことになる(実際、このフロリダ州知事選挙では、「初の女性知事か、初のハゲ知事か」といった表現が頻繁に登場した。正確には初のハゲ知事ではないとはいえ)。

何より知事選の共和党候補選びで、スコットさんは、髪の毛がしっかり生えたビル・マッコラム氏に勝っている。

選挙戦では当然ながら、髪が話題になった。フロリダ歴史博物館に出かけて、スコットさんの前にハゲの州知事がいたのかどうかを調べる人までいた。そんな中、大いなるハンディを負ったはずのスコットさんが何とか勝利を収めた要因の一つに、「堂々としたハゲ」があったのではないかな、と思う。

例えば、スコットさんの話で最初に紹介したAPの記事は、セントレオ大の歴史学教授であるヘザー・パーカーさんの指摘として、「これまで薄毛は老齢のイメージが重なり、政治の世界ではマイナス要因だった。しかしスコットさんの場合は、堂々と振る舞ったお陰で、髪の有無は有権者にとって、さほど意味を持たなくなったのではないか」、と伝えている。

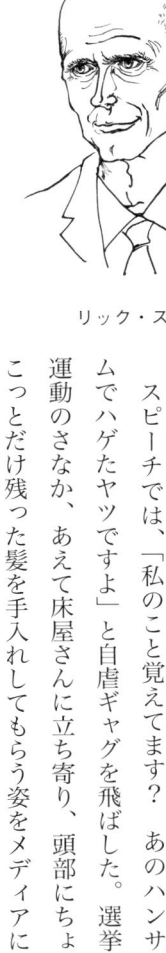

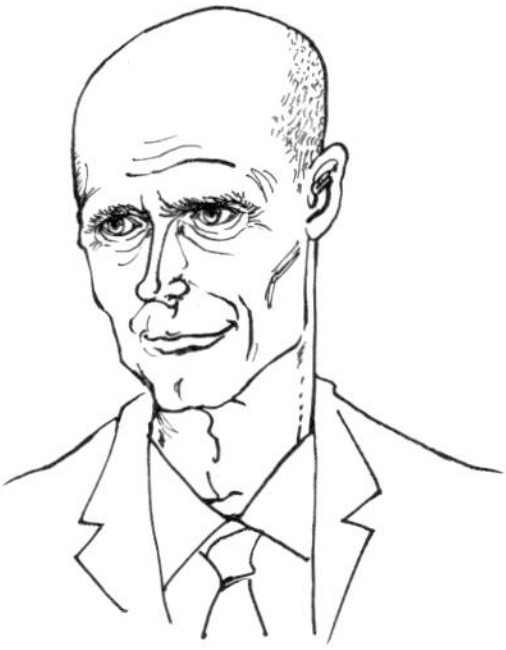

リック・スコット

堂々とした態度に加え、ハゲという現実に向き合い、時にユーモアでマイナス要素をプラスに変えたことも好感を招いた。

スピーチでは、「私のこと覚えてます？　あのハンサムでハゲたヤツですよ」と自虐ギャグを飛ばした。選挙運動のさなか、あえて床屋さんに立ち寄り、頭部にちょこっとだけ残った髪を手入れしてもらう姿をメディアに撮影させたりもした。

奥さんと2人のお嬢さんのユーチューブ動画は明るすぎるくらい明るい。女3人、スコットさんの髪のネタで大いに盛り上がっている。

妻のアンさん「私が彼に最初に会った時、髪はちゃんとあったわよ。でもクルクルの天然パーマでそれを無理に伸ばそうとしてた。20代後半になると、おでこが段々広くなっていったから。子どもが生まれた頃には、もうこの辺までなくなってましたね」

娘のジョーダンさん「子どもの頃、父の日にお父さんの絵を描いたことがあったんだけど、私、顔の両脇にクルクルの髪をちょこっと描いただけで、残りの頭の上の部分には何にも描かなかったの。数年前にその絵を見て、『私なんてことしちゃったんだろう』って思ったけど、正直、あれが私の見たまんまのお父さんだったってことですね」

妻のアンさん「髪のことを気にしていた時期もあったみたいだけど、あのスタイルが人気にもなったし……。それにとても素敵な目をしてるし……」

と、こんな感じでワイワイやって笑っている。

アメリカでハゲが選挙に出るということは、まだまだ大変だ。しかも勝ったとはいえ、スコットさんの場合は州知事選である。ちなみに、２０１４年6月現在、アメリカの州知事で女性は5

人、ハゲ（これは男女ほど客観的な判別ができないので、あくまで筆者の主観）は6〜7人。大統領までの道は険《けわ》し。

それでも、少しずつみんなが見慣れていって、立派に仕事をこなし、自信にあふれたハゲ頭の政治家が増えてくれば、そのうちウン十年ぶりのハゲの大統領が誕生するのでは？

黒い中国

ついでと言ってはナンだけど、英米以外の国の政治指導者事情も二、三見てみたい。

まずは、お隣《となり》の大国、中国だ。

胡錦濤《こきんとう》さんに代わり、習近平《しゅうきんぺい》さんが国家主席に就任した。全人代（全国人民代表大会）に出席した大勢の人たちに囲まれて握手とかしている映像が流れていた。それにしても、と思う。というか、以前から何となく気になっていたことだ。中国の指導者って、みんな髪の毛が真っ黒だ。そしてみなさん赤いネクタイをし、服も制服みたいにそろっていて、黒い髪の形も七三タイプとオールバック系の2種類くらい。違いは眼鏡をかけているかいないかぐらいで、遠くから見たら区別がつかない。なぜ？

気になっていたのは、私だけじゃなかった。

「ダークスーツ、赤ネクタイ、おそろいの真っ黒髪のヘルメット」

これは英BBCが使った表現である。

赤いネクタイは何となく想像がつく。共産主義の国でなくたって多くの国の政治家は赤いネクタイが好き。やっぱり活力、情熱のイメージがある。めでたい。女性の政治家もよく赤を身につける。

で、知りたいのは髪のほうだ。

年齢にかかわらず、真っ黒で七三に分かれた（分けられる分量のある）髪はどうしてなのか。胡錦濤さんは1942年12月生まれ。国家主席を退任した2013年3月時点で70歳。10年前の就任当時の写真を見ても、髪はほとんど変わっていない。ちなみに、今（第18期）中国共産党中央政治局常務委員で、髪が後退気味なのは、王岐山《おうきざん》さんくらい。その彼も色は黒だ。

BBC記事の分析によると、共産党の指導部では、独りだけ目立たないよう集団に溶け込む必要があり、同じスタイルにわざとしている、とか。へえーと思って、グーグルで検索してみると、出てくる、出てくる。米「ウォール・ストリート・ジャーナル」、シンガポールの「ストレーツ・タイムズ」、ロイター通信、「サウス・チャイナ・モーニングポスト」……。この「みんなクログロ」はひんぱんに話題になっていたのである。

確かに以前は、毛沢東《もうたくとう》のような、典型的なおデコ面積がとっても広いカリスマ指導者がいた。鄧小平《とうしょうへい》さんも、決してハゲとは言えないけれど、髪は歳とともに後退していって、さすがに晩年の写真を見ると随分白髪もある。黒かった時のヘアスタイルも、今の人たちのような、黒々フサフサ七三分けではない。

やはりカリスマがいなくなり、集団指導体制になると、個が突出してはいけなくて、無難な「みんな一緒」が選ばれるのかもしれない。カメラマンなど遠くから政治家の写真を撮った時、誰のものか間違ったりしないのかしら、なんて余計な心配をしてしまうが、案外、遠くから狙《ねら》われにくい、というメリットがあるのかも。

さらに、「みんな一緒」になることで、政策の失敗があったとしても、責任の所在があいまいになる、だから集団に溶け込むほうが何かとお得。そう指摘している中国専門家もいる。[6]

毛沢東さんは、今でも、そして国外でもアイコン的存在で、Ｔシャツとか絵葉書になるけれど、胡錦濤バージョンはちょっとピンとこない。マリリン・モンロー、ジャクリン・ケネディー、エリザベス・テーラーなど超有名人の顔を、どちらかと言えばドギツイ色の組み合わせで描

6　英ノッティンガム大のステーブ・ツァン教授。Fighting grey : Why do China's leaders dye their hair?, *BBC*, 3.12.2013

いた芸術家のアンディ・ウォーホールさんも、毛沢東さんを題材に選んでいる。美術館に行けば、それがポスターや冷蔵庫用マグネットになって売られている。

もちろんウォーホールさんには、人物そのものへの強い興味があったのだろう。ニクソン大統領による1972年の歴史的訪中の後、彼は毛沢東の絵を描くことにしたそうだ。「究極のスター」と呼んでいたとも言われている。

といっても、あのトレードマーク的広いおデコがなければ、絵になっていただろうか。目を閉じ、毛沢東さんの頭に胡錦濤さんの髪を載っけてみて、ウォーホール風になった姿を想像してみたりする……。

今の中国共産党の指導層がそろって黒髪にする（染める）のは、中国の政治で健康要素が極めて重要であることとも関係していそうだ。元気で権限をしっかり握っている、若くてずっとピンピンしている、そんなイメージを出すための小道具なのだろう。

BBCのストーリーに戻ると、2012年11月の共産党全国代表大会に出席した朱鎔基《しゅようき》元首相の頭が白髪になっていたのが、中国版ツイッターで話題になったらしい。「歳をとったのだから、それなりに見えるのは自然なこと」といった好意的な意見が多かったようだけど、彼のような人は例外みたい。江沢民《こうたくみん》元国家主席も80代後半で同じくらいの年齢だというのに、髪はまだ白くなっていない（自毛のようだけれど、さすがに色はかつての真っ黒ではなく栗色に変化している）。

北京の美容室を取材したBBCによれば、中国の政治家たちは、平均10日に一度のペースで、熱心に白髪隠しのカラーリングをしているそうである。

平等の国、ロシア

一方、民主的な選挙をやって、テレビもフル稼働で盛り上げて、それで選ばれた一番が政権の座に就くアメリカのような西側の国々とは、長い間反対の極にあった——という意味で、ロシアは中国と似ている。今はともにBRICS《ブリックス》（ブラジル、ロシア、インド、中国＝チャイナのC、南アフリカ＝サウス・アフリカのS）と呼ばれる新興国グループの一員でもある。

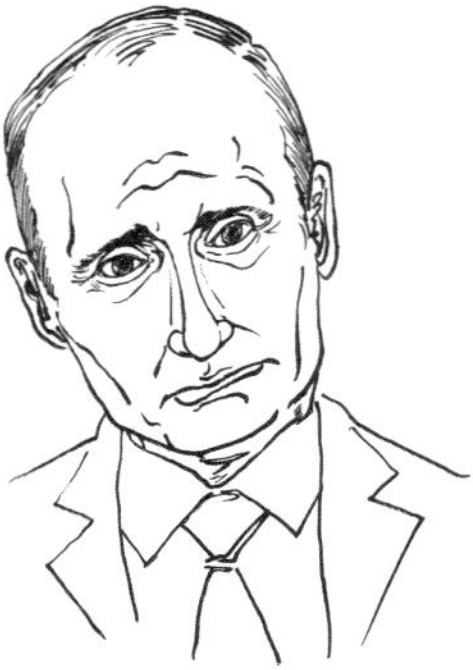

ウラジーミル・プーチン

だけど……。

トップの頭の上を比べると、アメリカや中国と大きな違いに気付くのだ。

歴代のロシアのカリスマリーダーたちには、ハゲが多い。

誰を真っ先に思い出すか、でその人の年齢がわかる。今もバリバリのトップでインパクトの強いプーチンさん（ウラジーミル・プーチン）がまず浮かぶけれど、私の場合、やっぱりゴルバチョフさん（ミハイル・ゴルバチョフ）だ。そう、ペレストロイカ（改革）、グラスノスチ（情報公開）である。しかも、ただのハゲではない。おデコのトレードマーク的大きなシミが、似顔絵を描きやすくしてくれていた。

もっと遡ると、レーニンさんも思い浮かぶ。

でも、ハゲばかりかと言えば、そうじゃない。レーニンさんの後のスターリンさんは黒いフサフサ系である。で、その後はと言うと、フルシチョフさんで、彼はまたピカピカ、ツルツル系。

何と。ロシアの指導者には、ハゲ―フサフサ―ハゲ―フサフサの法則があるというのだ。

日本と違って、一人の指導者の統治期間が長いロシアだから、それほど驚くことではないかもだけれど、それでも、この法則は古く１８２５年に始まったというから、びっくり。

ニコライ1世（ハゲ）がアレクサンドル1世（ハゲ）を継《つ》いでロシアの皇帝となったのが１８２５年。で、30年の支配が終わり、次が髪のあるアレクサンドル2世となって、ここから連綿と、ハゲの次はフサフサ、フサフサの次はハゲ、の伝統が続いているというのである。

一度、髪のある人にトップの座を譲ってから返り咲いたのはプーチンさんが初めてだけれど、彼の2回を2人とカウントすれば、ニコライ1世以来、17人がこの法則を守っていることになるらしい。ということは、プーチンさんの次は髪のある人？　メドベージェフさん？　でまたその後にプーチンさん??

〝法則〟はもちろん偶然に違いないけれど、一つ言えるのは、ロシアでは髪の毛がないから政治指導者になりにくい、というわけではないことである。

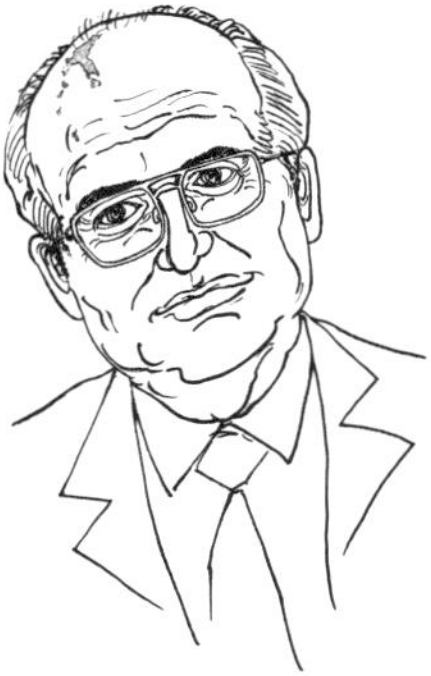
ミハイル・ゴルバチョフ

ブリュッセル対ローマ

ブリュッセル対ローマ、といえば、ユーロ危機で救う側と救われる側の話、みたいだけれど、ここでは、最近のヨーロッパ政治でよく登場した対照的なお2人について少しだけ――。

まずは、イタリアの元首相、シルビオ・ベルルスコーニさん。とにかく外見にこだわる人であるのは間違いない。かかとが8センチある靴で背を高く見せ、顔を整形して若々しさをアピール。その彼が植毛手術を受けたのは２００４年のことだ。８月に元イギリス首相のブレアさんと公《おおやけ》の場に姿を現した時、頭全体を海賊のように白いバンダナですっぽり覆《おお》っていたのがメディアの注目を浴びた。

当時68歳のベルルスコーニさん。手術の効果にご機嫌だったようで、メディアに「40か42歳くらいになった気分だよ」と語っている。[7]

ご本人によると、整形や植毛をして若々しく見えるようにすることには、「国際的な場で国を代表する者として、国民に敬意を払う意味がある」らしい。

ところが、その後も髪は抜け続け、翌年再び手術を受けることに。老いては若返るという整形手術もそうだけど、抜けては再生（実際は植毛）を繰り返すベルルスコーニさんの姿は、政界における彼の敗退と復活の繰り返しと、重なったりもする。

女性問題からお金にまつわるものまで、度重なるスキャンダルに加え、２０１１年に深刻化したイタリアの債務危機がついに、政治生命にとどめを刺した。経済再建策で議会をまとめきれなくなり、ついに辞任。引退を表明した。と、思いきや。やはり期待を裏切ることがないベルルス

7　ＢＢＣ、２００４年12月30日

コーニさんだ。

2013年の総選挙で自らの党を率い、またもやカムバックを果たしたのである（もちろん、さすがに第一党にはなれなかったけれど）。

で、平々凡々な復帰にしないのがベルルスコーニ流だ。「再び首相を狙う」と表明した2012年末には、また若い美女との交際が表面化。そして、おデコの境界線も再南下したように見える。というか、写真で見る限り、地肌をペンで塗ったみたいに（多分スプレー）、真っ黒々の境界線なのだ。

3度首相を務め、さらに4度目まで意欲を見せた人である。一方で、不正・疑惑ネタが絶えることもなかった。本人の勘定によれば、2009年までの20年間だけでも、106件の訴訟対象となり、2500回も法廷に出向き、かかった費用は総額で2億ユーロ（約250億円）にも上るそうだ。

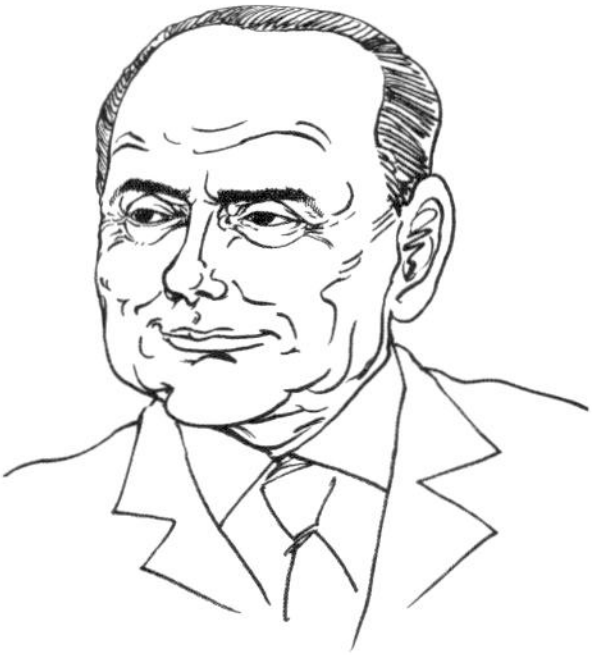

シルビオ・ベルルスコーニ

そして2013年8月、30件以上ある訴訟のうち脱税に関するもので、ついに最終審の判決が出て禁錮4年の有罪に。ただ、70歳を超える高齢だから、10ヵ月半の社会奉仕活動で負けてあげるよ、と裁判所の計らいを受けた。14年5月から週1回4時間、ミラノでアルツハイマー病患者のお世話をしているのだとか。

英語で、疑惑などを隠蔽《いんぺい》することを指して、cover up という言葉が使われるけれど、彼の場合は、頭をカバーすることと、隠蔽することの2つをかけて、よく「cover up」がメディアで使われる。

そんなベルルスコーニ氏と対照的なヨーロッパ人が、欧州連合（EU）の初代大統領となった元ベルギー首相、ハーマン・ファン・ロンパイさん。ルーヴェン・カトリック大学で哲学を専攻し、さらに修士課程で経済を学んだ。ベルギーの中央銀行で勤務経験があるほか、大学で教鞭《きょうべん》もとった。学者なのだ。

政治家になってからは、予算大臣などを務め、財務大臣とともに、ベルギーの財政再建に努めた人なのである。人気取りの減税策大好き、のベルルスコーニさんとはかなり違う。カラフルな新聞見出しが尽きないベルルスコーニさんに対し、ファン・ロンパイさんはとっても地味だ。

自分の髪の毛に対する対応もかなり違う。ファン・ロンパイさんは完璧なハゲではないけれど、『鉄腕アトム』のお茶の水博士タイプのてっぺんツルツル型だ。でも、彼は隠したり、植毛手術を受けたりはしない。

それどころか、髪の喪失にまつわる心情を伝統文学、しかも西洋ではなく東洋の伝統文学のレベルに高めて表現している。

ファン・ロンパイさんは、大の俳句愛好家なのだ。俳句の本まで出している。中でも国際的に有名になった傑作が、「髪について」。

日本語ならではの俳句をどうやって英語など外国語にできるのか、という根本的な疑問はある。さらにそれを日本語に訳したら、もうわけがわからなくなりそうだけど、失敗を覚悟で内容を翻訳してみると——。

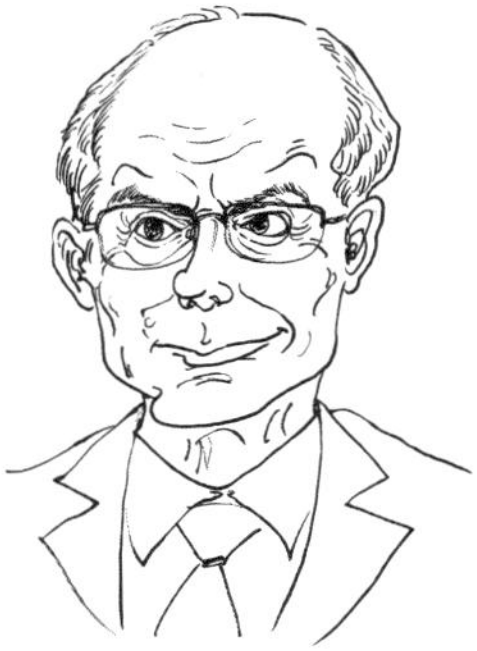

ハーマン・ファン・ロンパイ

髪揺らす　風は昔と変わらねど
我が頭には　ああ髪はなし
（英語は、Hair blows in the wind; After years there is still wind; Sadly no more hair.）

歌心がなく、上手に訳せずごめんなさい。さしあたり雰囲気はこんな感じ、ということで。五七五になってない、とか、季語は？　とか、まあいろいろあるだろうけれど、そのあたりはご勘弁を。

大事なのは句を愛する心だ。何と言っても、外国で生まれた、これ以上短くしようのない独特の詩に、ヨーロッパの人が外国語で、しかも自分のハゲを題材に詠《よ》んでいるのである。それだけでスゴイ！　のだ。

というわけで、ついでにもう一句。こちらは、希望にあふれた明るい作品だ（と思う）。

抜け落ちて　露《あらわ》になりし禿山《はげやま》の
透けて輝く　春の訪れ
(Thinned out and grown bald; You can now see straight through the; Woods to the spring time.)[8]

2人の欧州政治家。勝負あった。

ところで文学と言えば、「はじめに」でご紹介したラミーさんも本好きで、小説や随筆などを

8　句集は英語に加え、フランス語、ドイツ語、オランダ語、ラテン語に翻訳、出版されているという。Mail Online, 4.16.2010

時間を見つけては読んでいるそうだ。ヨーロピアン・ブック・プライズという欧州連合（ＥＵ）の文学賞のスポンサー委員会代表を務めたりしている。

第2章　日本のハゲ

日本の政治家は？

これまで、外国の政治家の髪を取り上げてきた。次はいよいよ、我らが日本の政治家たちである。

歴代総理大臣の頭をチェックしてみた。

すると、髪の有無より先に、別の特徴に気付く。

かつてはヒゲのある人ばかりだったのだ！

数えてみると、明治維新後、初代総理の伊藤博文《いとうひろぶみ》さん以降、終戦までに29人が総理大臣になっているのだけれど、そのうち何と25人が〝ヒゲ持ち〟だった。

たいていは口の上のちょび髭《ひげ》。林銑十郎《はやしせんじゅうろう》さん（任期1937年2月2日－6月4日）のおヒゲは見事だ。何とか大王みたいに、鼻の下から左右に長ーく伸びている。

で、問題の髪では、その林銑十郎さんがツルツルだったのをはじめ、ハゲか超短髪（今的にはベリーショート）の人が多い。やはり当時は戦争を繰り返していて、軍との関係もあるし、「権威」「威厳」を演出する必要があったと思われる。とはいえ、みなさん雰囲気をまとっている。

残念なことに、このヒゲ＋短髪スタイルは、戦後になると変わる。ヒゲの首相は終戦後、数人いたけれど、1957年2月25日まで務めた石橋湛山《いしばしたんざん》さんを最後に登場しない。

これは海外の民主国家にも共通していることのようで、やはりかつての軍人やヒットラーのような独裁者のイメージが強いせいみたいだ。

そこで戦後首相の髪なのだが、自民党政権が揺るがなかった頃は、はっきり言って、髪などどうでもよかったのではないか。

年齢もあるかもしれないけれど、宮沢喜一《みやざわきいち》さんのようにかなり額がワイドな人もいれば、大平正芳《おおひらまさよし》さんみたいに白髪が目立つ人もいる。党内の論理、派閥の論理が最優先で人事が決まっていたからだ。思い出そうとしても、髪は何となくあったような、なかったような、みたいな存在。

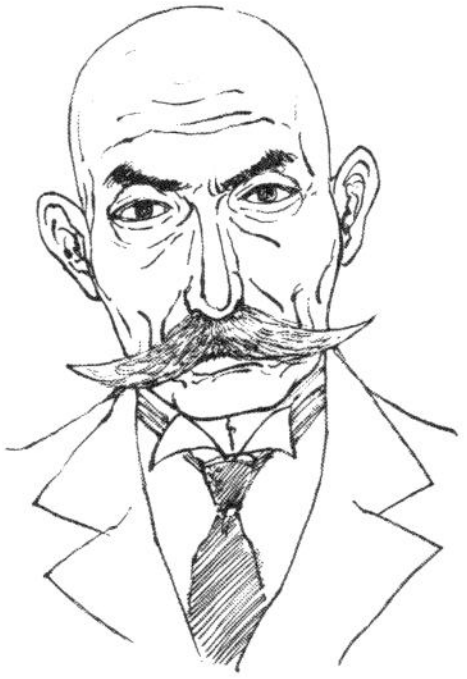

林銑十郎

つまり、良かれ悪しかれ、「スタイル」がなかった時代と言える。

それが、新党とか政権交代とか、政治が流動化を始めると様子が一変する。

細川《ほそかわ》内閣の誕生は、本当にインパクトがあった。戦後の古き自民党単独与党体制、55年体制は終わったよ、と最大限アピールするかのように、斬新《ざんしん》なイメージの細川護熙《もりひろ》さんが登場したのである。細川さんの日本新党に小沢一郎《おざわいちろう》さんの新生党、さらに新党さきがけや日本社会党など7党1会派からなる非自民の大連立政権誕生だ。

55歳という当時の日本の首相としては若い年齢もさることながら、黒々とした髪、さっそうとしていて、でもどこかリラックスした感じ、カジュアル感、ラフ感が、新しい印象を与えた。就任から3ヵ月後にアメリカで開かれたＡＰＥＣ（アジア太平洋経済協力会議）首脳会議に出席した時の、あのマフラー姿は多くの人の目に焼きついているのでは。

内閣発足直後の世論調査で、支持率が軒並み7割を超える空前のフィーバーぶりとなったが、政治の世界で支持率というものがとても大事になったのは、この細川さんの時からだろう。テレビ映りとか、スタイルとか、選挙に勝てるイメージとかが少しずつ大事になっていった。

次にインパクトを与えた首相は、髪型という点で、少なくとも戦後一番個性的だったと言える。細川さんの支持率記録を破った小泉純一郎《こいずみじゅんいちろう》さんだ。白髪は混じっているものの、大きくうねった長髪の、まさにライオンのたてがみ風だった。自分で、メールマガジンのコラムに「らいおんはーと」と題を付け、海外でも「ライオン・キング」（英「オブザーバー」紙、「デーリー・テレグラフ」紙など）と異例の注目を浴びた。

小泉さんの場合は、髪に象徴される印象的で勢いある外見に、「自民党をぶっ壊す」「聖域なき構造改革」といったアウトロー的強い主張がぴったり重なっての高支持率だった。

その小泉さんの後に続く人たちを見ると、どこか無難路線がにじんでいる。あそこまで個性的にはなれないけれど、多くの民に支持されたい、好感をもって受け取められたい、そんな思いが、人によっては不自然なほど黒い髪につながったのではないか。

安倍晋三《あべしんぞう》さん、麻生太郎《あそうたろう》さん、鳩山由紀夫《はとやまゆきお》さん、菅直人《かんなおと》さん、野田佳彦《のだよしひこ》さん、そして安倍晋三さん（2度目）と、みんな髪が黒くて、それなりにしっかりある。首相になった時、すでに72歳だった福田康夫《ふくだやすお》さんは、若干おデコが広くなっていたけれど、それでもハゲという感じではない。髪も結構黒かった。

小沢一郎さんの影が薄くなり、大阪市長の橋下徹《はしもととおる》さんのような若手の登場もあって、これからは若くて元気な印象がないと「選挙の顔」（党首）になりにくいのではないか。実際、今後、主要な政党を率《ひき》いそうな顔ぶれを見るとそんな気がしてくる。ということは、日本では当分、ウン十年ぶりのハゲの首相は、拝めないということか……。

プロのウォッチャーに聞く

世の中には、いろんなおもしろい趣味があるけれど、政治家の髪型チェックを趣味にしている人がいるとは知らなかった。[1] 大平法正《おおだいらのりまさ》さん。東京・西新宿にある理容室、「りよう室ＺＡＮＧＩＲＩ」の2代目店長さんだ。[2] 政治家髪型評論家を自称する33歳（２０１４年6月現在）。ブログ「生き残る政治家の髪型プロジェクト」を4年ほど前から展開している。歴代首相から今の国会議員、知事、とにかく世界中の政治家とその髪を日々、〝勝手に検査〟しては、書き込んでいる。２０１０年の参院選では、初めて候補者全員（比例のみの人は除いて）の頭髪チェックをした。恐るべき熱意である。

お話を伺《うかが》いに、西新宿の高層ビル群のふもとにあるお店を訪ねた。

お客さんであり友人でもある男性から、こういうのやったら、おもしろいんじゃない？　と奨《すす》められて大平さんが始めた政治家の頭髪チェック。さて、大平さんが高い得点を付けた政治家ってどんな人たちだろう。

歴代首相でトップだったのは、1位、平沼騏一郎《ひらぬまきいちろう》（第35代）＝98点、2位、伊藤博文（初代）＝95点、そして3位、黒田清隆《くろだきよたか》（第2代）＝94点。みんなかなり昔の人たちである。なぜ？

「昔の人はカッコいいですね。髪は短めで、額を出していて、目力があり、貫禄《かんろく》がある」

1　「趣味」と呼んでは失礼かもしれない。テレビなどでコメントが紹介されている「政治家髪型評論家」だ。
2　aa-zangiri.net

確かにトップ3のみなさんは、共通して髪が短く、オデコを出していて、ヒゲがある。3人の中で、かなりハゲ上がっているのは伊藤博文。大平さんによると、髪がなくても、立派なヒゲをたくわえたりとかで全体のバランスがとれていればOKらしい。今的に言えば「ベリーショート」の黒田清隆については、「オシャレ坊主生みの親！」と大絶賛である。

ところが、最近は……。

「強さがない。草食系の傾向ですね。昔は個性があったけれど、今は個性的でなくなっている。本当は個性が求められている時代なんですけどね」

ところで、政治家の髪型としてふさわしいのは、ずばり「バランス」。決してオシャレである必要はなく、その人らしさ（個性）がうまく出ていて、それが顔の輪郭とか髪質とかにうまく合っているのがいいらしい。「お笑い芸人の髪に必要なのは『強調』。まずは覚えてもらわないといけないから、印象に残る必要があります。でも政治家の場合、髪を強調しすぎると、国民はそっちにばかり目が行って、話の中身に集中しなくなる」

ところで、大平さんが「草食系が増えた」と嘆く最近の首相たちだが、戦後の首相を振り返ってみると、90点以上の評価をもらっているのは、吉田《よしだ》茂《しげる》さんと小泉さんの2人だけ。あとはほとんどが70点台だった。

92点で戦後最高だった小泉さんについては、「爆発風の髪型で顔の長さとバランスをとっている」点がいいらしい。やっぱり、バランスだ。そして、自分のクセ毛をうまく生かしているところもほめた。

どうも、無難を選びがちになってしまったような最近の政治指導者たち。安定感があり、どこの国でも通用する七三分けが、多くなったという。

政治家に限らず、ハゲが気になり出した人への大平さんのアドバイスは――。うんと短く刈る。

ハゲてしまったから、少しでも若く見せようと、残りの毛を長くして黒く染めたりすると、とてもバランスが悪くなり、おかしいそうだ。

そこで、ハゲに近いところを数ミリ程度に、しっかり短くし、ほんのちょっとずつ長くしていく、グラデーション・ボウズがいいらしい。そうすることで、ハゲた部分と毛が残った部分の境界線が目立たなくなる。つまりハゲが強調されなくなる、というわけだ。ところが、懸命にアドバイスしても、ハゲを気にしている人ほど、残りの毛を伸ばし、かえってハゲを目立たせてしまうのだとか。これは、別の美容師さんも言っていた。最初の思い切りが肝心。大平さんの勧めに、半信半疑でボウズにしてみたところ奥さんに大好評だった、という人もいたそうだ。

ただ、まだまだインパクトが強く、抵抗も覚えがちな坊主頭である。そのインパクトとつり合うくらい強いオーラがないと、政治家の場合は厳しそうだ。ということは、やはり日本の首相ポストにボウズが登場するのは、当分の間、望めないということかも。

余談だけれど、大平さんによれば、日本人男性には圧倒的に前髪左分けが多いのだそうだ。つむじが巻いている方向のためで、結果、髪の流れに自然な左分けが選ばれる。右利きが手入れしやすいのも左分け。ということで、七三の左分けが圧倒的。

ところが、今の安倍内閣には、安倍さん本人をはじめ、右分けが目立つのだという。右傾化した安倍政権。あくまで髪のことです。

第3章　経営者とハゲ

変化先取りのビジネス人

アマゾン、ゴールドマン・サックス、マイクロソフト、ゼネラル・エレクトリック（GE）、USスチール……。

どれも、アメリカを代表する有力企業だけど、それ以外にも共通項がある。代表的なトップ（社長）のトップ（頭頂）がスッキリ！　なのだ。

みなさん、それほどお歳というわけではない。GEの元CEO（最高経営責任者）ジャック・ウェルチさんは1935年生まれだから、確かに今はご高齢。でも、10年前も20年前も、髪の毛はほとんどなかった。アマゾンの創業者でCEOのジェフ（ジェフリー）・ベゾスさん（1964年1月生まれ）は50歳にならないうちから、ツルッとしている。

万人に好かれたい、若々しく、元気に見られたい――が依然として支配する政治家と違い、ビジネスを極めている人たちの中には、結構、「堂々たるハゲ」と呼んで良さそうな面々が少なくないのだ。そしてそれが、彼らのオーラの一部になっている。

同じハゲの経営者でも、いくつかタイプがあるようだ。勝手に分類をしてみると――。

まず、カリスマオヤジタイプ。GEのジャック・ウェルチ元CEOやメディアの帝王、ルパート・マードックさんのような、長年にわたり影響力を行使してきた経営トップである。

GEは、偉大なる発明家、トーマス・エジソンさんが始めた会社に起源の一つを持つ伝統いっぱいの企業だ。設立から120年が経ち、古いはずなのに、今でも革新的と評価され、アメリカの誇りのような存在でもある。よく「ニューヨーク株式市場の株価は」とニュースでやる時に出てくるダウ工業株30種平均。構成する30銘柄は何十回と入れ替わっているけれど、1907年に組み込まれて以来、最長の存続記録を更新しているのがGEだ。

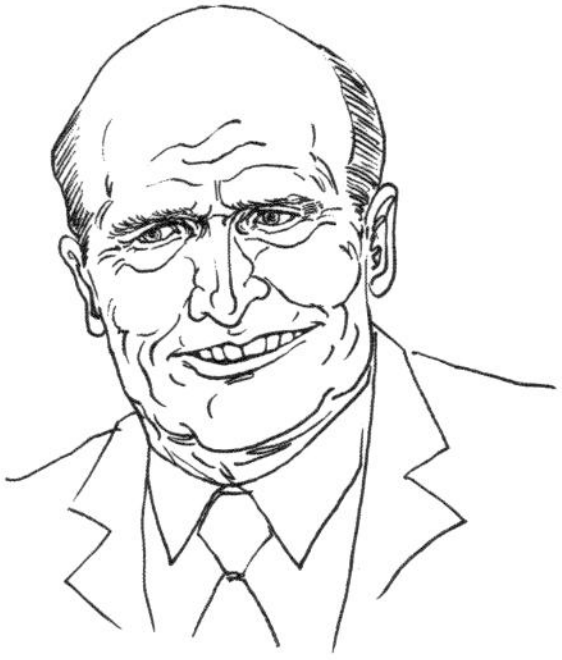
ジャック・ウェルチ

そのGEのトップを1981年から20年にわたり務め、大企業病、スランプ状態に陥《おちい》っていたGEを立て直した「伝説の経営者」として知られるのがウェルチさんである。経営に関する本もたくさん出していて、日本でも多くがベストセラーになった。

ウェルチさんは名言もいっぱい残している。その一つ、起業家に必要な資質としてこんなのがあった。

「何度も何度も『ノー』と言われ、それでも笑顔でいられるようなスタミナを持っているか？（成功する）起業家は拒絶されてもひるまない粘り強さを持っている」[1]

この忍耐強さ、打たれ強さは、「髪の毛があるのが良い」が通念になっているこの世の中にあって、髪がなくてもひるまず自信を持って率《ひき》いてきたウェルチさん本人の姿と重ならないこともない。

おまけに自分の髪の毛も、ジョークのネタにしていた。

ロンドンの大学で講演をした際、ウェルチさんの紹介役を務めた教授からこう水を向けられた。「成功する経営者というのは、さて、どんな容貌をしているものなのでしょうか」。すかさず、こう応じた。「何か、嫌な予感ですね。つまり、私がチビでハゲていることを言いたいんですか」。しっかり聴衆の笑いを取っている。

また、こんなこともあったようだ。自分の後任のジェフリー・イメルトさんが、ちゃんとトップの役目を務められる人だよ、と周囲に訴えたくてこう語った。「2年もすれば、あのチビでハゲた男は誰だったっけ？　ってことになるよ」。ちなみにイメルトさんにはロマンスグレーの髪がある。

1　*Winning : The Answers : Confronting 74 of the Toughest Questions in Business Today*, by Jack & Suzy Welch

ただ一方で、「1番にならなきゃ競争する意味がない」といった競争至上主義や、不採算部門の思い切った閉鎖は、強いリーダーシップというイメージと同時に、弱い者を情け容赦《ようしゃ》なく切り捨てる、といった冷酷なイメージも世間に与えたみたいだ。

カリスマ的な強いリーダーシップと言えば、メディア王のルパート・マードックさんも引けを取らない。21歳の時に急逝《きゅうせい》した父親から引き継《つ》いだ、オーストラリアの小さな新聞社が振り出しだ。そこから、大胆な買収劇を繰り返し、一代で世界的メディア・コングロマリット「ニューズ・コーポレーション」を築く。傘下《さんか》に収めた媒体には、イギリスの新聞「タイムズ」にタブロイドの「サン」、アメリカの「ウォールストリート・ジャーナル」、映画会社の20世紀フォックス、FOXテレビなどがズラリと名を連ねる。

でも最近は、傘下の英日曜版タブロイド紙を舞台にした電話盗聴事件が、ニューズ・コーポレーションやマードック一族への批判を招き、「成功」より「悪」のイメージが強くなったようだ。

ウォール街の支配者

ウェルチとマードック。もちろん違いはたくさんあるし、この2人だけを引き合いにして結論を出すのも乱暴すぎる。とはいえ、ビジネス界でも、髪の毛のある人に比べ、堂々たるハゲや薄くなりかけた頭を潔《いさぎよ》く剃《そ》りあげた人の人口はもともと少ない。特にウェルチさんやマードックさんの世代はそうかもしれない。事例が少ない中で、強烈なキャラクターがいると、世間の印象により大きな影響を与える。

2人は確かに巨万の富を築いた成功者ではあるけれど、経営スタイルに強引な印象も重なって、若い人たちが「ああいう風に潔く生きたい」とあこがれるモデル、という感じじゃない。さらに2人は、共和党支持者であり、ともに巨大企業、コングロマリットのリーダー。今の時代の流行とは、ちょっと違うかも。

さて、次のカテゴリーは、ウォール街の大物バンカーである。代表選手は、何と言っても大手投資銀行、ゴールドマン・サックスのCEO、ロイド・ブランクファインさん（1954年9月生まれ）だろう。

金融の世界がリーマン・ショックに向かって突き進んでいたバブル期の2006年、ブランクファインさんの年収は5440万ドル（50億円超）とも言われ、ウォール街で最も高額報酬のバンカーと報道された。

ゴールドマンは、リーマン・ショック後も、経営がピンチに陥ったライバルたちを尻目に、むしろチャンスと言わんばかりに利益を上げている。そのトップで、2011年には、「フォーブス」誌の「世界で最も力のある人ランキング」で43位に入った。そんなウォール街のキングのような存在なのだけど、生い立ちは決して、キラキラしたものではなかった。お父さんはパン屋さんの運転手をクビになったあと、郵便局の夜間仕分け作業で家族を支えた。ニューヨーク市ブルックリン地区の公営住宅で育ち、公立校に通った。子どもの頃は、ヤンキー・スタジアムの売店で売り子のアルバイトもしていたという。

そこから、あのハーバード大学に奨学金をもらって16歳の若さで進む。卒業後は、ハーバードのロースクールに進み、弁護士になり、ウォール街に職を求めた。

といっても、最初からゴールドマン・サックスに採用してもらえたわけじゃない。仕方なく有名でもなんでもない金融会社に入ったところ、その会社をゴールドマンが買い取ったので、ブランクファインさんも晴れてゴールドマンに入社がかなったそうだ。ただいずれにしても、半端《はんぱ》じゃなく優秀だったのだ。

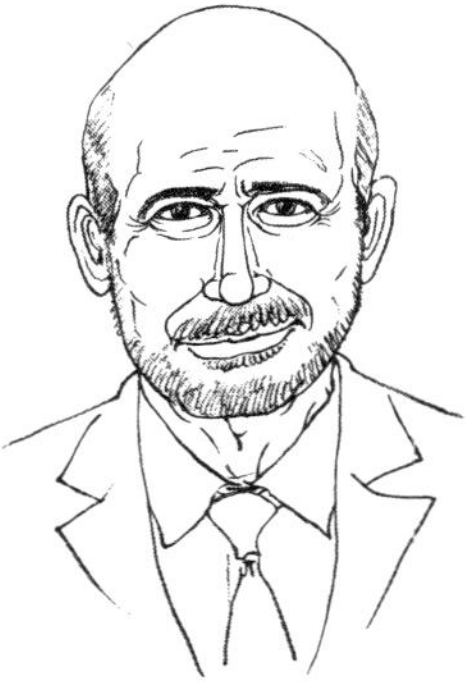

ロイド・ブランクファイン

必ずしも自信家といった感じではない。入社した時は「ここで自分はどうやってしのいでいけるのだろう」と不安だらけだったと言い、パートナーと呼ばれる全世界で400名ほどの精鋭幹部候補に昇格した時でさえ、「平均的なパートナーの任期を務めることができるだろうか」と心配したそうだ。07年に「ニューヨーク・タイムズ」紙のインタビューでそう答えている。

50代にして、頭はほとんどツルツルだ。それをジョークにするところは、GEのウェルチさんなどといっしょ。インタビューの最中に、カメラマンに向かって「写真撮るってわかってたんだったら、ちゃんと髪をきれいにしといたのに」とかなんとかジョークを飛ばしている。

そのブランクファインさん、リーマン・ショックまでは、リスクをうまく操《あやつ》りながら、よりもうかるビジネスに事業転換していったと評判が高かったのだけれど、金融危機で一転。もうけるだけもうけた強欲三昧《ざんまい》の挙《あ》げ句《く》、バブル崩壊で世界経済を大不況に陥《おとしい》れ、税金まで使って国に救済してもらった——。そんな猛烈な批判が湧き起こったのだ。もちろん矛先《ほこさき》はウォール街全体でありブランクファインさん一人に対してではない。とはいえ、ゴールドマンはウォール街の代表格で、そのトップであるブランクファインさんも他の金融機関のCEOたちとともに槍玉《やりだま》にあげられ、議会の公聴会にも呼ばれて証言をさせられた。

世論の批判を予想してプライベート・ジェットはやめ、かわいく電車でワシントン入りしたブランクファインさんだったのだが、その程度で、マイホームや職を失った国民の怒りは収まらない。「倫理に反する」との非難に「不当なことはしていない」と反論したところで、一度広がった悪いイメージが消えることはなかった。

一方、ブランクファインさんの前任者で、ゴールドマンCEOから財務長官に転身し、リーマン・ショックの事後処理を指揮《しき》したのが、ヘンリー（ハンク）・ポールソンさんである。1946年3月生まれで、ブランクファインさんより8歳年上だ。でも、かなり若い頃から、髪がなかった。よって、彼の存在もまた、ウォール街に君臨するゴールドマン・サックスを支配するのは、「ハゲたカリスマ経営者」との固定観念作りに貢献《こうけん》したようだ。

ポールソンさんは、学生時代にレスリングやフットボールなどスポーツに打ち込んでいたこともあり、もともと髪はとても短くしていたようだ。彼も名門ハーバード出身（ビジネススクール）。中国の政界にもパイプを持ち、やり手、強いリーダーのタイプなのだけれど、やっぱり金融危機の影響で、ブランクファインさんと同じく、〝悪人〟のレッテルを貼《は》られてしまった。

というわけで、成功者、キレモノではあるけれど、彼らが目立ったお陰で、髪のないゴールドマンのエグゼクティブ＝ウォール街の強欲の象徴、みたいになった。そんな見方に対して、大いに反発したのが、『ライアーズ・ポーカー』などの著書で知られるマイケル・ルイスさんだ。ブルームバーグのコラムにこんな記事を書いている。題して「ゴールドマン・サックス・バッシングは愚か者のゲームに過ぎない」。

ルイスさんは、「世間には、ゴールドマンの人間は誰も彼も白人男性のハゲ頭、といった偏見だらけの固定観念[2]があって、メディアがその偏見にマッチする写真をあえて並べて報道したりする現実は、いかに世の中に『反ゴールドマン』感情があふれているかを表している」と分析する。おもしろいのは、そうした〝偏見〟への彼のリアクションだ。「(ゴールドマンの)みんなが偶然、髪に無関心だったというのではない。これは健全な同族意識の表れなのである。我らが裸頭のCEO(=ブランクファインさん)はよく、こう言ったものだ。『世界はビリヤード台である。その上にいる人々は全て、ストライプか単色塗りのボールのいずれかである。そして君たち(ゴールドマンの人々)だけが、(他の球を突く)キューボールなのである[3]』」

キューボール(手球)というのは、ビリヤードの球の中で、ただ一つ白く、キューという棒で突いて、他の色の付いたボール(的球)にあて、コーナーなどにある穴(ポケット)に落とす役がある。白いボールはここではハゲ頭の例えとして使われている。要するに、世界の有象無象《うぞうむぞう》の

2　とはいえ、ニール・カシュカリ元副社長、ゲーリー・コーン、ジョン・ウィンケルリード両共同社長経験者など、ツルツル系が目立つのも事実。

3　Bashing Goldman Sachs is simply a game for fools, *Bloomberg*, 7.28. 2009

人間を動かして稼ぐことができる、そんな主導権を持たされた選ばれし存在がゴールドマンのハゲ頭たちのアイデンティティーなのだ。こんな具合に開き直って弁護したのだ。

ところで、話は少しずれるけれど、髪がないと、顔の周辺にあるそれ以外の毛がより存在感を主張する。ヒゲだ。

２０１３年のダボス会議の時である。ブランクファインさんのヒゲが、メディアの注目を一斉に集めた。ゴールドマンの共同社長に就任した際に剃り落として以来、休暇の時以外は伸ばさなかったあごヒゲが復活していたのである。しかも、金融危機後、欠席が続き、久々に参加したダボス会議でだ。目を引かないわけがない。通信社のブルームバーグや「ニューヨーク・タイムズ」紙、「フィナンシャル・タイムズ」紙などそうそうたるメディアの記者たちが、コラムやブログやツイッターなどで報じ、「もしかして、間もなくＣＥＯ退任？」とかいろいろな憶測《おくそく》を呼んだ。中には、ブランクファインのヒゲウォッチなるブログまで登場した。本人は、「休暇中は伸ばすから、伸ばし続けたら、休暇も長くなると思った」とか「わが社のストラテジスト[4]たちに、グラフを作らせて分析してもらおう」とかとぼけてみせた。

4　経済の流れや業界の収益傾向など、市場に関係するいろいろな情報を総合分析し、投資の作戦を立てる専門家。証券会社などで働いている。

金融の世界で、信用を落とすと見られがちなヒゲは本来ご法度《はっと》。でも、あえてこの時期にヒゲスタイルを取り入れたのは、もしかしたら人間味のあるバンカーにイメチェンしたかったのかも。

同性愛者間の結婚や国の財政問題など社会的話題にも発言を始めたブランクファインさんだし、途上国の女性起業家を支援するゴールドマンの事業にも積極的だし、さらにファッション界では、ヒゲがトレンドになっていて、オシャレなイメージをアピールできるかもしれないし。一時的な気まぐれとか、退任への準備というのではなさそうだ。社のホームページの写真はしっかり「ヒゲあり」に替わっている。真相はわからないけれど、ブランクファインさんのハゲにヒゲは、結構いい感じである。

シリコンバレーのハゲ頭たち

ゴールドマンに代表される、敏腕バンカー的イメージのハゲに続く、最後のカテゴリーは、IT系を中心とした、若手の起業家たちだ。

代表選手と言えば、アマゾンCEOのジェフ・ベゾスさんや、マイクロソフトの前CEO、スティーブ・ボルマーさんに現CEOのサティア・ナデラさんだろう。その他、複数のソフトウェア会社を創設したランディー・アダムズさんら。

シリコンバレーの起業家たちは、東海岸のバンカーや大コングロマリットのトップたちと違い、日常的にスーツは着ない。タートルネックとかTシャツとかに、時としてジャケットを軽くはおる。ズボンもデニムやチノパンで、カジュアルないでたちだ。

彼らのツルッとした頭は、同じ億万長者でも、東海岸の人たちとは違う印象を与える。西の起業家系は、あえて伝統的、正統派スタイルに対抗すること、人まねをしないユニークなことこそがクール、といった自社製品やサービスのブランドイメージとセットで、自分の無髪スタイルを売りにしている感がある。

ランディー・アダムズさんの場合は特におもしろい。彼はすでに60歳を迎えているのだけれど、今でもバリバリのシリコンバレー起業家だ。

そんなアダムズさんだが、壁にぶち当たったことがある。シリコンバレーで新しいCEOのポストをゲットしようと挑戦したところ、面接のたびに断られ、どう見ても自分より経験の浅そうな人ばかりが採用されていった。で、ある日、面接に臨む前に、エイヤッと薄くなりかけた白髪交じりの頭を剃ってみた。そして靴をローファーからコンバースに履《は》き替《か》えて面接を受けてみると、途端に「採用」。

「髪を剃って行かなかったら、この採用はなかったと思う」。そうロイター通信に打ち明けていた。若さが一つのトレードマークになっているシリコンバレーである。ハゲ始めたらいっそ剃ってしまって、年齢不詳にしたほうが有利ということなのだ。

アマゾンのジェフ・ベゾスさんは、もしかしたら、第2のカテゴリー、ハゲたウォール街の大物バンカーになっていたかもしれない。プリンストン大学を1986年に卒業した彼がまず向かったのがウォール街だったのだ。大手金融機関のバンカーズ・トラストではバイス・プレジデントのポストも得た。ヘッジファンドで働いていた時、インターネットを使ったビジネスの成長性を実感し、eコマースを始めようと決意したそうだ。

書籍に始まり、家電や家具、何でもアマゾン・ドットコムで扱うようになった。そして電子書籍、キンドルと、次から次に新しい世界を開拓、急拡大していった。最近では、個人のお金で、あの名門新聞、「ワシントン・ポスト」を買収し話題になった。

会社を興したのは1994年。99年には「タイム」誌の「今年の人」に、それから13年経った2012年には「フォーチュン」誌の「今年のビジネスパーソン」に選ばれている。飽きられていない。

決して甘い経営者じゃない。新しい事業に軸足が移るたびに、新しい人が雇われ、古くなったビジネスにいる人たちは容赦なく切り捨てられるともいう。２０１２年時点の個人資産推定額はなんと２２１億ドル（２兆円超！）。厳しい人事管理や巨額の富にもかかわらず、巨大コングロマリットや大物バンカーたちにつきまといがちなネガティブイメージが今のところあまりないのが、彼ら第３のカテゴリーである。

恐らく、成長性のある分野にいることや、今の私たちの生活に密接な関わりがあり、便利さを提供してくれて、夢のあるビジネスを生み出している、そんなポジティブなイメージの業界で活躍していることがあるのだろう。それから組織の階段を上ったのではなく、自分でゼロから新しいビジネスを切り開いたという点も、若い人中心に支持される理由のようだ。

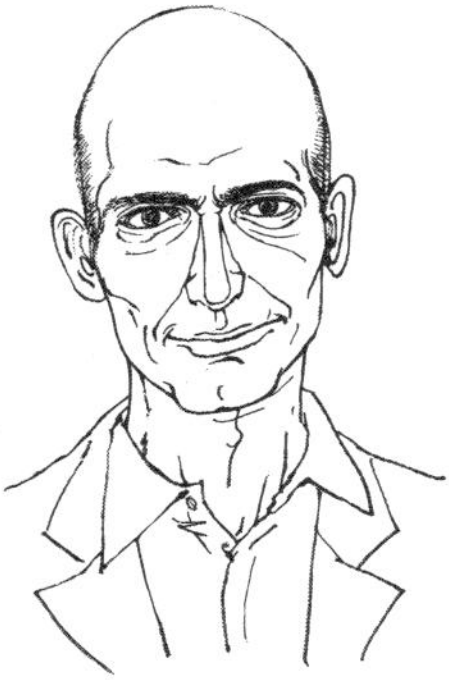
ジェフ・ベゾス

シリコンバレーに代表される、成功した起業家の中に、髪のない人が増えてきたという現実は、社会全体のハゲや坊主頭に対するマイナスイメージを取り払ううえで大いに貢献しているはず。「髪がない＝クール」が定着するまでの時間を縮《ちぢ》めてくれているのは間違いなく、歓迎すべきトレンドだ。

そのお陰か、薄毛になり始めた人が、残った髪を剃ってボウズになる際の抵抗線も下がってきているみたい。もちろん、頭髪を剃る決断をした人が実際どの程度なのか、正確にはわからない。ただ、「ウォールストリート・ジャーナル」紙の記事にあった、カミソリ大手ジレットの調査（２０１０年）によると、回答者の13％が髪を剃っていると答え、頭髪用レーザー（カミソリ）のメーカーであるヘッドブレード社の売り上げは、この10年、年間30％のペースで伸びているのだとか。

ではここで、そのヘッドブレード社の成功物語を少しご紹介したい。

ハゲは発明の父

自分の若ハゲがきっかけで会社を興し、大金持ちになった若き起業家。それがヘッドブレード社の創業者、トッド・グリーンさんだ。

グリーンさんの頭が薄くなり始めたのは、まだ22か23歳の頃だった。増毛剤に植毛、カツラ。いろいろ悩んだ。で、ふと思った。俺は一生、こうして髪のことばかり気にして生きていくのか。それとも、くよくよせず一気に剃ってしまうか。

グリーンさんは、剃ることを選ぶ。

ところが、剃ってみて問題にぶつかった。

普通のレーザーで丸い頭を剃るのは、とても難儀《なんぎ》だった。特に頭の後ろを、鏡を見ながらきれいに剃るのが大変。傷だらけになった。

ある日、頭のてっぺんを手のひらでなでた時、ひらめいたそうだ。頭にあてた時の手のひらは、ゆるーくカーブしている。その丸くなった手の中にぴったり収まるカミソリがあれば、まるでなでるようにして、スムーズに剃ることができるんじゃないか――。

ということで、手の内側に装着するレーザーを作ってみよう、と考えた。手に〝持つ〟レーザーではなく、手のひらに沿うように〝くっつける〟レーザー。これなら、頭の後ろだって、難なく剃ることができる！

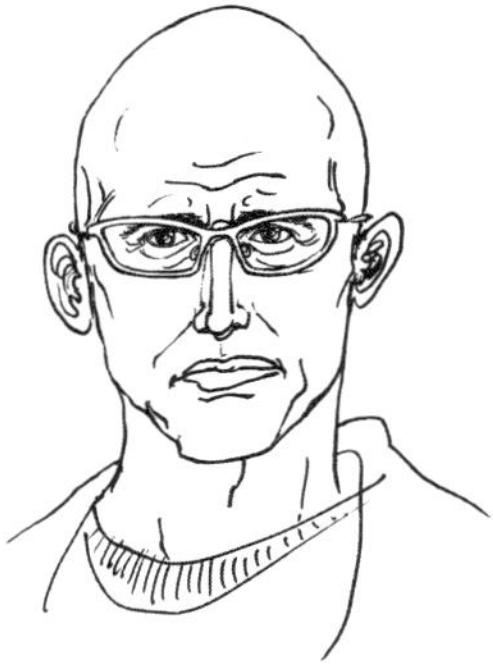

トッド・グリーン

デザインしたのは、中指にひっかけて、3本の指で包むようにする形のレーザーだ。日本でも、頭皮に刺激を！　みたいな、シャンプーする時に頭をマッサージする突起《とっき》のついたブラシ風のものがあるけれど、指にひっかけて手のひらで包むイメージはあれに似ている。

グリーンさんは、ジレット、シックといった大手メーカーに手紙を書き、「世界一の頭髪用シェーバーを開発しました。ご関心あらばお電話ください」と売り込んでみた。

甘かった。ジレットからは何の音沙汰《おとさた》もなく、シックからは、「関心なし」の返事が来た。ならば、自分でやろう！　グリーンさんは決断した。

お父さんと友人数人が資金面で協力してくれた。集めたお金は15万ドル（約1500万円）程度。そこからの、たった一人での出発だった。

ウェブサイトを自分で作り、開発した製品の見本を紹介した。すると2週間もしないうちに、あのジレットとシックから注文が来たそうだ。メディアも注目した。米高級週刊誌の「タイム」からは、2000年のトップ10デザインに選ばれた。「プレーボーイ」誌も取り上げてくれた。

生産が一気に増え、ロサンゼルス郊外に倉庫を借りて、8人を雇い、本格的に事業を始めるようになった。10年も経たないうちに、売り上げが1000万ドル（約10億円）を超える企業に急成長した。クールなデザインは、ニューヨーク近代美術館にも展示されている。

でも、売り上げよりも何よりもグリーンさんが喜んでいることがある。「もう髪の毛がなくなるのを気にしなくてよくなったのが一番だね」。アメリカのビジネス専門テレビ、CNBCのインタビューで、笑っていた。

第４章　髪の有無と影響力

パワフルなハゲ、トップ100!

トッド・グリーンさんのヘッドブレードがアメリカでブレークした頃は、ちょうど、ハゲ頭に対するアメリカ社会の見方が大きく変わり始めた時期だったようである。

男性ファッション誌「GQ」は2010年、「アメリカで最も影響力のあるハゲ100人」を特集した。グリーンさんももちろん選ばれている。善人、悪人、スポーツマンからお天気おじさんまで、多種多様な世界の人々が「ハゲまたは薄毛」という共通項で束《たば》ねられている。

順位はついていないけれど、「GQ」によれば、「かなり科学的な」評価だそうだ。

その名誉ある100人に選ばれた人たちって——(肩書は特集記事掲載時)。

スポーツ選手(引退者含む):マイケル・ジョーダン(プロバスケットボール)、アンドレ・アガシ(テニス)、マイク・タイソン(プロボクシング)、マジック・ジョンソン(プロバスケットボール)。

俳優:ブルース・ウィリス、ショーン・コネリー、ジョン・マルコビッチ、パトリック・スチュワート。

政治家:ディック・チェイニー(前アメリカ合衆国副大統領)。

ビジネス：ロイド・ブランクファイン（ゴールドマン・サックスCEO）、スティーブ・バルマー（マイクロソフトCEO）、ジェフ・ベゾス（アマゾンCEO）、ルパート・マードック（メディアの帝王）、セス・ゴーディン（起業家、評論家）、マイケル・ミルケン（投資銀行家、〝ジャンクボンドの帝王〟）。
芸術：ロン・ハワード（映画監督『アポロ13』『ダ・ヴィンチ・コード』など）。
その他：ダライ・ラマ、ベン・バーナンキ（米連邦準備制度理事会議長）、ヘンリー・ポールソン（元米財務長官）、ポール・ボルカー（元米連邦準備制度理事会議長）

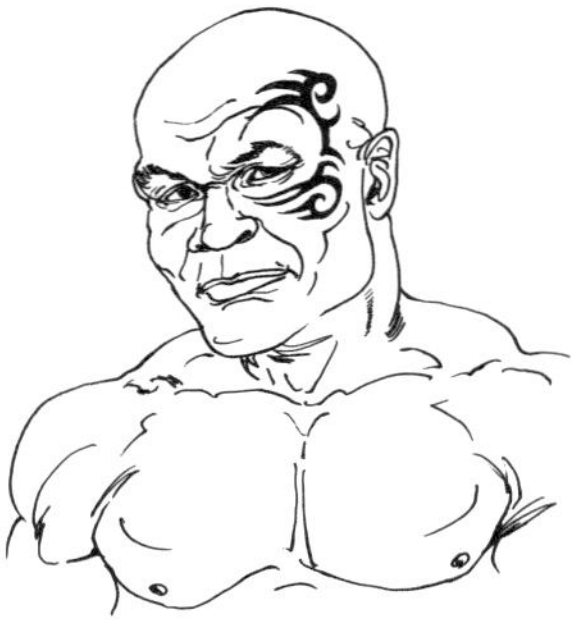

マイク・タイソン

そうそうたる面々だ。ちなみに、この企画はかなり注目を集めて好評だったようで、２０１３年版も発表されている。

さて、それにしても、男性の髪の有無と影響力（パワー）には、どんな関係があるのだろう。

疑問を持ったら実験して調べよう、という人が現れた。アルバート・マンズさんという人である。

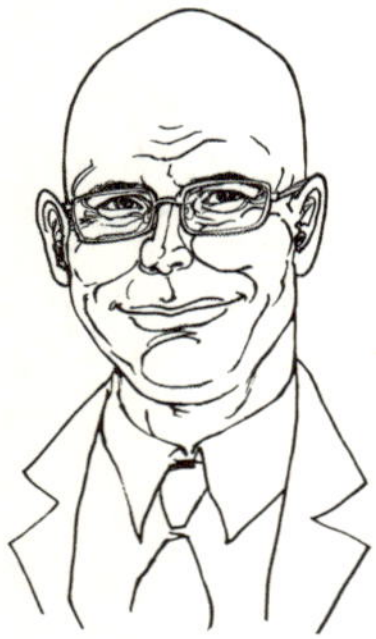

アルバート・マンズ

マンズさんは、若くして髪が薄くなり始めた一人だ。彼の場合、早い段階で、「えーい、いっそのこと！」と未練《みれん》を残さず、残りを全部剃《そ》り落としてしまった。すると、びっくり。周囲の態度が変わった。それまでより、一目置かれるというか、尊重されるというか、敬意を払われるようになったという。

マンズさんはウォール街の投資のプロじゃない。シリコンバレーのＩＴ企業を創業したカリスマ経営者でもない。彼はビジネススクール（経営大学院）で組織の意思決定や指導者の影響力などについて研究している社会学者である。[1]

実はこのマンズ先生の研究成果が、薄毛で悶々《もんもん》とした生活を送っていた世界の男性に、ちょっとした希望と勇気を与えたのだ。

研究は、男性の髪と支配的なオーラ、周囲に影響を及ぼすパワーとの関係を探ったものだ。先生は、次のような「逆説」を思いついた。もともとフサフサの髪には生命力、活力、威厳、支配

1　ここで紹介した研究の発表時、ペンシルベニア大学のウォートン・スクール所属。

力といった意味が重ねられる。しかし現実は、半数の男性が50歳になる前に、薄毛を経験する。そうなると、ますます「活力の象徴」へのあこがれ、執着《しゅうちゃく》が強まる。その結果、薄毛を隠そうとしたり、植毛手術など外科的な措置によって自然の変化に逆行しようとする。

それが一般的であるからこそ、あえて頭髪を剃り落とし、潔《いさぎよ》く活力の喪失を世間にさらす男性は、自力で執着を断った強い男、活力のある、支配力のある男、という印象を与える——。

要約すると、こんな感じだ。

ただ、この説は、社会科学、人類学の研究をしている別の先生、カナダにあるコンコルディア大のアンソニー・シノット教授が先に唱《とな》えていたものである。シノット教授は、人間の体のパーツが、社会的にどう受け止められ、その受け止め方が人間の評価や行動にどんな影響を与えているか研究して、“The Body Social”[2]という本も発表している。

で、マンズ先生が論文の中で引用している、シノット教授の指摘（1987年に「ブリティッシュ・ジャーナル・オブ・ソシオロジー」に掲載された“Shame and Glory: A Sociology of Hair”＝直訳で「恥と栄光—髪の社会学」）をご紹介したい（カッコ内は筆者）。

2　*The Body Social*, by Anthony Synnott, 1993（和訳は、『ボディ・ソシアル』筑摩書房）

彼ら(丸坊主に剃ってしまう人)は、生命と若さを極めて強烈に表した典型的象徴(=髪)を拒否し、老化や死を等しく強烈に表す象徴である無毛を選択する。この選択は恐らく、伝統的価値観の中にある男性らしさや、生命力を超越することを表現することになり、そうした選択をする男性は、より男性的で生命力のある存在へと変わるのであろう。

何て目からウロコ! 確かに自分も薄くなり始めた頭を剃った途端、周囲の態度が変わったではないか。じゃあ検証してみよう、と実験をしたのがマンズ先生なのだ。では、その検証の実験を見てみたい。

実験その1。

あるアメリカのMBA(経営学修士)コースに所属する男子学生25人の写真をオンラインの名簿から抽出。みんな服装は同じで、ダークスーツにネクタイ姿だ。そのうち10人(白人5人、黒人5人)は、髪を剃っていた。残りの15人(白人10人、黒人5人)の髪は、ごく短く刈り上げたスタイルから、長髪までいろいろだった。

で、25人の写真は5つのグループに分けられた。いずれも丸坊主に剃った人2人(白人、黒人

1人ずつ）と髪のある3人（白人2人、黒人1人）の組み合わせにした。そして別の大学の大学生59人（うち35人が女子）に、少額の謝礼を払って実験に協力してもらった。

学生たちへの質問[3)]は合計6つ。大学の研究室でそれぞれパソコン上の画面で25人の写真を見てもらい、印象について、「全然そう思わない」＝1点から、「非常にそう思う」＝7点、までの7段階評価をしてもらった。質問は3つが支配力について、あとの3つが同調できるか、についてだ。

①この人は（社会的な）力があるように見えますか

②この人は影響力があるように見えますか

③この人は権力があるように見えますか

基本的に尋ねていることは同じだけど、表現を変えてある。次の3つは、

3　各質問のナンバリングは便宜上、筆者が追加。論文に①、②などの表記はない。「実験その2」以下も同じ。

④この人と相性が合いそうですか
⑤この人に親近感を覚えますか
⑥この人は感じがよいですか

それから、この59人の実験参加者とは全く重ならない別の60人（うち37人が女子）に、オンラインを通じて協力してもらい、次の質問をした。

⑦この人は魅力的だと思いますか
⑧この人は何歳だと思いますか

結果は——。

①〜③は支配力、そして④〜⑥は相性、波長が合うかどうかだ。支配力について、髪の毛のある男性が3・64だったのに対し、坊主頭の男性は4・14。相性では、髪の毛アリが4・40で坊主頭が4・44。どちらも髪を剃ったほうが上だったけれど、特に支配力で差が出た。で

も、魅力では、髪の毛アリが3・73と坊主頭の3・61を上回った。予想年齢では、髪アリが32・17歳だったのに対し、坊主頭が33・55歳と年上に見られていた。

マンズ先生は、この結果から、丸坊主に剃った男性のほうが髪のある男性より支配力が大きいと映る傾向を発見したのである。

だけど……。もしかしたら、単に髪のアル、ナシというのじゃなくて、何かわからないけど、別の理由から、髪ナシのほうが支配力のある強い男と見られたのかもしれない。マンズ先生はそういう疑いも持った。そこで、じゃあ、同一人物について、髪のあるパターンとないパターンを作って調べてみたら、結果は髪の有無がもたらしたものかどうかが、もっとはっきり結論付けられるんじゃないか、と考えた。

そこで、実験その2――。

「実験その1」に登場してもらった男子大学院生の中から、白人で髪が標準的な長さの4人を選んだ。年齢や魅力でも同じくらいの評価を得た4人である。実験の狙《ねら》いなど知らせていない第三者に、4人の写真をコンピューター処理で丸坊主スタイルに加工してもらった。それと本物バージョンの2種類を用意し、全米から無作為に選んだ344人（うち女性が177人）に見てもらった。そして、印象について次の質問をした。

①この人は、従順そうですか、支配的ですか
②自分を抑えるタイプですか、前に出すタイプですか
③主張を控えるタイプですか、主張するタイプですか
④自信なさそうですか、自信ありそうですか
⑤迷っている感じですか、確信ありげですか
⑥臆病《おくびょう》っぽいですか、誇りに満ちていますか
⑦普通ですか、普通じゃない感じですか
⑧きちんとした感じですか、そうじゃないですか
⑨適切な感じですか、不適切な感じですか
⑩弱々しいですか、強いタイプですか
⑪虚弱な感じですか、タフな印象ですか
⑫男らしくないですか、男らしいですか
⑬魅力に乏《とぼ》しいですか、魅力的ですか
⑭ありふれた感じですか、ハンサムですか

⑮不細工ですか、イケメンですか

以上の質問に加え、写真の人物の年齢、身長、身体的な強さ、リーダーとしての潜在能力も尋ねた。

①〜⑮の質問は、５つに分類される。①〜③が支配力、④〜⑥が自信、⑦〜⑨が標準性、⑩〜⑫が男らしさ、そして⑬〜⑮が魅力だ。

結果はというと、支配力、自信、男らしさについてはいずれも、髪の毛を画像処理で取り除いたタイプ、つまり〝人工丸坊主〟のほうが上だった。標準的かどうかでは、髪があるバージョンがちょっとだけ高く、魅力では髪アリがかなり上だった。

おもしろいのは、髪があるかないかだけの違いなのに、年齢では坊主頭が37・４８歳と髪アリの33・７１歳より約３・８歳も年上に見られたことだ。さらにもっとおもしろいのは、身長。なんと、髪アリの69・８８インチ（１７７・５センチ）に対し、坊主頭は70・７２インチ（１７９・６センチ）と、２センチも高く見られる結果になったのである。

髪の存在が、若く見えるか、老《ふ》けて見えるかに影響するのは、それはそうよね、とうなずいてしまうことだけど、全然関係なさそうな背の高さにまで影響していたとはびっくり。きっとこれは、支配的、自信がある、男らしい、というイメージに直結しているのだろう。自信に満ちて、ボスの貫禄《かんろく》を持っていると、背まで大きく見せる効果があるのかも。これは大事なポイントだ。

驚く結果はさらに続く。髪の有無は、フィジカルな強さの印象まで左右した。マンズ先生の質問では、「強さ」を測《はか》る材料として、ベンチプレスのバーベルの重さを聞いている。ベンチプレスというのは、上半身の筋肉を鍛《きた》えるマシンで、ジムなんかで見かけるやつだ。イス（ベンチ）に仰向《あおむ》けになって、胸の上にぶら下がっているバーベルを両腕でよいしょと持ち上げる動作を繰り返すトレーニング機。そのバーベルの重量、つまり、最大何ポンドのバーベルを持ち上げられそう？　って質問した。

すると、髪アリさん、175・97ポンド（79・8キロ）。そして髪ナシさん、198・26（89・9キロ）！　同一人物の髪を人工的に取り除いただけで、10キロの差。13％近くも強い男に見せられるのである。恐らく、スポーツ選手や兵士、そして何があっても絶対に死なない（もちろん映画の中で）ブルース・ウィリスさんのイメージとかと重なるのだろう。

でもよ……。マンズ先生にはまた疑問がわく。頭髪の分量はホルモンに関係あると一般に信じられている。もし、実験に参加した人たちが、髪のない男は、男性ホルモンのテストステロンの値が高い、と連想し、よって男らしいとか強いとか支配的とか考えたということにはならないか。

　そこで、第３の実験だ。

　もし、ホルモン説だということならば、髪が剃られて全然ないだけでなく、薄くなりかけたというか、ハゲ始めた人だって、同じように「強い男」と見られるはずだ。ということで、新たに552人（うち女性は279人）に聞いた。ただし、今回はビジュアルではなく、言葉による表現を使って、参加者が受けた印象を調べてみた。

　全員に示されたのは次の文章だ。

「ジョンは白人。ヒスパニックではない。35歳の男性である。普通に大学を出ていて、医療関係の仕事をしている。住んでいるのはアメリカ中西部。身長5フィート9インチ（175・3センチ）、体重180ポンド（81・6キロ）。髪は（①剃っている、②茶色で薄毛、③茶色のフサフサ）」

　最後の髪の部分だけに変化を付け3種類を用意した。実験参加者には、ジョンをイメージしてもらったうえで、「実験その2」と同じ質問をしてみたら……。

　結果は、支配力を示す質問（①〜③）で、高い順に、坊主頭、フサフサ、薄くなりかけ、と出た。自信の有無に関する質問（④〜⑥）では、フサフサ、坊主頭、薄くなりかけ、の順番。そして男らしさ（⑩〜⑫）は、坊主頭、フサフサ、薄くなりかけ、の順だった。そして、ベンチプレスの最大重量も、坊主頭、フサフサ、薄くなりかけ、となった。

もしも、男性ホルモンのイメージが影響しているのであれば、坊主頭と薄くなりかけに大差は出ず、支配力とか男らしさで、フサフサが最も劣勢となるはずである。

ところが、結果は違っていた。すべての項目で、ハゲ途上の男子が一番下だったのだ。「自信」については、髪アリのほうが坊主頭をやや上回り、「実験その2」とは違う結果になったけれど[4)]、圧倒的に、坊主頭がパワフルな印象だったことは共通している。ちなみに、ベンチプレスの最大重量は、坊主頭（205ポンド＝93・0キロ）、フサフサ（193ポンド87・5キロ）、薄くなりかけ（187ポンド＝84・8キロ）だった。

つまり、最も強い印象が坊主頭で、最も弱い印象がハゲかけ。というわけで、男性ホルモンの連想は影響していないことがわかった。

それから、リーダーシップのポテンシャルについて見ると、これは「実験その2」では大差なし（髪アリの4・80に対して、坊主頭は4・87）だったのが、「実験その3」では、坊主頭

4　この背景についてマンズ先生は、追加の調査が必要だとしている。

（４・７３）、フサフサ（４・６４）、ハゲかけ（４・５１）と、差はよりくっきりと出た。

３つの実験を通し、坊主頭が一貫して髪アリに負けてしまったのが「魅力」の項目だ。何とも残念な結果だけど、これは、私たちの先入観とも関係しているかもしれない。

例えば、ハリウッドに代表される海外映画を思い出してほしい。ラブロマンスの要素がある作品だと、たいてい主役の男性は髪が普通にあるタイプだ。特に長すぎず、短すぎず、といった感じである。髪がない（または、剃り上げたか、極端に短いスタイル）男性が悪役以外で活躍する役を演じるのは、アクション系か硬派なトーンの作品に多い。[5]

やはり美しさ、カッコよさを求めたら、髪は普通に欲しい、というのが現実のようだ。でも、支配力、自信、強さが物を言う仕事の世界では、剃った頭が断然、有利。それが、マンズ先生による３つの実験の結論なのである。

具体的にどういう風に有利か、については、今回の実験は調べていない。ただ、先生の推測するところでは、支配的な印象を与える人物に対して、周囲は従う傾向にあるから、ビジネスなどの交渉場面で威力を発揮する可能性がありそうだ、って。これは、案外ばかにならない。同じ人

5　ブルース・ウィリス、ショーン・コネリーなど。

物でも、髪を剃って丸坊主にしていたら、交渉のテーブルに着いた段階で、すでに力関係に影響を与えているということになるからだ（ただし、交渉相手も同じように坊主頭だったら、おあいこ）。

以下は筆者の独断的意見になるけれど、若い経営者などで、〝若造〟扱いされたくない、という場合も坊主頭が有効だろう。実験では髪のない男性が、一貫して数歳上の印象を与えているからだ。薄毛という弱みを克服《こくふく》した男性、執着に打ち勝った男性↓若くても信頼できる、となる。

一方、日本人にはあまり関係ないかも、だけど、髪への先入観ということでは、色も影響する要素のようだ。ロンドン証券取引所に上場する代表的企業500社のCEOの髪を調べた調査[6)]によると、ブロンドのCEOの割合は、わずか5％しかなかったという。一般的な比率は20％なので極端に少ない。

どういうことかといえば、やはり映画などの影響から、ブロンドは見た目はいいけれど能力はあまり、といったステレオタイプ、つまり偏見があるようで、周囲がどうしてもそんな風に見てしまう。その結果、同じ実力なら、ブロンドとダークな髪ではダークなほうが出世する。また

6　テネシー大学のマーガレット・タケダ准教授ら。Hair Color Stereotyping and CEO Selection in the United Kingdom, 2006

は、中にはそれを知っていて、ブロンドをあえて暗い色に染めているビジネスマンもいるのかもしれない。つまり、俳優やモデル的な見た目のよさは、案外、「仕事はできなさそう」という軽いイメージを与えてしまうということ。ならば、モデル的外見の魅力につながる髪はないほうが、かえって真剣な印象を与え、成功にプラスとなるのかも。

また、身長についても調査があって、背の高い男性のほうが結果として高給取りになっているという。例えば、マルコム・グラッドウェルさんというジャーナリストが、“Blink”という本の中で紹介しているものがある。米「フォーチュン」誌の上位５００社でＣＥＯを務める男性のうち、身長が6フィート2インチ（１８８センチ）以上の比率が30％もあったそうだ。これは、男性平均の４％に比べて圧倒的に高い。

ということは……。身長を少しでも高く見せたい、というのなら、そう、髪をなくしてしまったほうがいいのである。魅力という点で、坊主頭は、第一印象こそ髪のある人に負けてしまうかもしれないけれど、自信に満ちていて仕事がデキる男性は、魅力的に見えるのである。

話題沸騰！

マンズ先生は、この研究成果をまず「ソシアル・サイコロジカル・アンド・パーソナリティー・サイエンス」という学術誌で発表した。その後、アメリカやイギリスの新聞やテレビが相次いで取り上げ、相当な話題になった。

実は私がマンズ先生の研究を知ったのも、「ウォールストリート・ジャーナル」（ＷＳＪ）が報じていたのを読んだからだ。「ウォールストリート・ジャーナル」は、「フィナンシャル・タイムズ」と並び世界的に読まれている経済に強い高級日刊紙である。その新聞がこの話題を大々的に取り上げたのは、読者に経営者や政治家といった影響力のある人たちや、いつか影響力を持ちたいと頑張っている人たちが多く、特に中高年の彼らにとって、薄毛は身近で時に深刻な問題であり、研究結果がとても関心を持たれると読んだからだろう（余計なお世話だけれど、我ら日本の日本経済新聞にも、ぜひこういう記事を載せてもらえたら、と心から願う）。

ＷＳＪの記事の中で、ツルツル経営者の例として紹介されている一人に、セス・ゴーディンさんがいる。１９６０年7月生まれのアメリカ人起業家で、評論家としても活躍している人だ。「型破りな発想を」、と唱え、『「紫の牛」を売れ！』（日本語版・ダイヤモンド社）は世界的ベストセラーになった。

ＷＳＪによると、ゴーディンさんは、ツルッとした頭をもう20年も続けているそうである。引用されている彼の言葉がいい。

「頭を剃ったからって、成功するわけではありません。ですが、『あなた、積極的な行動をとりましたね』みたいな会話が始まるきっかけにはなりますよ。髪を剃り上げた人たちは、身に備わった物を自分の物にしようと決意した人たちであって、何か別者になりすまそうとしている人たちじゃないんですね」

スティーブン・カーリーさんも、薄くなり始めた毛を思い切って剃ってしまった経営者だ。２０１２年現在60歳のカーリーさんだが、１９９０年代に20代の若者に囲まれてＩＴ企業で働いていたことがあるそうだ。髪を剃ってしまったら、「会社で、もう、おじいちゃんの気分がしなくなった。お陰で、かえって年齢がわからなくなったみたいだった」（以上、ＷＳＪ[7]）。

髪を剃った人に共通するのは、自信がついたという感想だ。この自信が何となく周囲に伝わるのだろう。そういう人を目にする人が増えると、髪を剃った人＝自信に満ちた人、という発想が広がる。マンズ先生の「実験その２」で使われた写真は、実際に髪を剃った人のものではなく、コンピューターで画像処理して髪を消しただけのものだったが、それでも髪のないほうが、より自信ありげに受け取られたのは、そんな事例が増えているからかも。

7　Study shows baldness can be a business advantage, by Rachel Emma Silverman, *The Wall Street Journal*, 10.3.2012

コラムニストのダニエル・ジョーンズさんが、「ニューヨーク・タイムズ」にこんな記事を書いていた。[8] 彼も若くして薄毛に悩み、エイッと剃ってすっきりした一人である。

「時代が変わり、今や頭を剃ることは、ヘンなことではなくなった。ただ、この一見奇妙なスタイルを斬新《ざんしん》でオシャレな感じに変えてくれた多くの勇気ある人々がいなかったら、自分みたいな人間には到底《とうてい》これほど思い切った行動はとれなかったはず」

前人の偉業は、決してばかにならないのである。そしてこのスタイルが普及してきた証拠として、こんなアクシデントがあったことを明かしていた。

野外コンサートに出かけた時のこと。会場はものすごい人だかりだったのだが、突然3〜4歳くらいの女の子が駆け寄ってきて、ジョーンズさんの足にからみついた。間もなく、同じように頭を剃ってメガネをかけたお父さん（本物の）がやってきたので、なあんだと思い、女の子を彼に引き渡した。そのお父さんも同じことを思ったらしく、2人でニヤッとしてしまった。

少なくともアメリカに関する限り、「剃った頭はクールだ」的ムーブメントが起き始めている。成功している人、尊敬されている人で、堂々と髪がなくなった頭をさらしている人や思い切

8　Making the Most of Nothing by Daniel Jones, *The New York Times* 4.18.2012

って剃ってしまった人が露出すれば、さらに、「あ、ハゲは悩むものじゃないんだ」「剃ってしまえば、得するんだ」的な感覚が広がる。実によいこと。

この日本ではどう?

ハゲの人口は正確にはわからない。それはそうだ。明らかにハゲ、という人ももちろん大勢いるけど、微妙な人も多い。どこをもって「ハゲ」と定義するかは主観、客観いろいろで難しい。だから推計に頼るしかない。

アメリカでは加齢に伴《ともな》うハゲの人の人口が約4000万人と言われている。30歳になるまでにハゲが始まる人の割合は、なんと4人に1人。60歳までにハゲる人は3分の2。過半数なのだ。

日本人はと言えば、推計で約1260万人がハゲ人口ということらしい。2003年に薄毛に対する全国意識調査が行われ、そこから得た回答と、厚生統計協会の「日本の将来推計人口」のデータを突き合わせて推計したところ、それくらいの人が薄毛を認識している、という結果になった。[9]

9 板見 智『専門医が語る 毛髪科学最前線』集英社新書

成人男性人口4200万人の3割になる。そのうち「薄毛を気にしている」という男性は800万人、「薄毛対策をとったことがある」男性は650万人だったそうだ。

一方、カツラメーカー大手、アデランスが世界の街角で調査（目で見て数える）をした結果から導いたハゲ（薄毛）率によると、日本人は26％で、世界21ヵ国では14位だった。欧米に比べると少ないようだけど、アジアでは1番らしい。

世界的にそれほど上位ではないにせよ、最初に調査をした1982年が15％台だったというから、それなりの増加だ。決して少なくはない日本のハゲ、なのである。

そこで気になることがある。

有名人とか企業経営者とか、そういう人目に触れる人たちの中に、それほどの比率でハゲの人を見かけない、というものだ。テレビでもそう。英BBCでは、リポートする記者や天気予報に出てくる気象予報士さんに、完璧なほどツルツル頭の人が結構いる。でも、NHKでそういう人を見かけた記憶がほとんどない。なぜだろう。

先にご紹介したアルバート・マンズ先生の研究では、同じ人でも、コンピューターの画像処理で頭を剃り上げたバージョンのほうが、「支配力があり、身長も高い」との印象を与えたことがわかっている。日本人の平均的身長はただでさえ白人や黒人に比べて低い。しかも、普通、国際的なシーンでは、英語を使う（使わされる）ことになる。それだけで、コンプレックスやプレッシャーを感じてしまうところに、相手方が堂々たるスキンヘッドで登場したら、勝負が始まる前に圧倒されてしまうのではないか。

つまり、ビジネスとか政府間交渉とか国際試合とか、特に外国人との接点がある人、組織の責任者などは、ツルツルで堂々たる登場をキメたほうが得するような気がするのである。

では、ハゲまたはスキンヘッドまたはそれに近い坊主頭（ベリーショート系）で、どんな人が思いつくか。

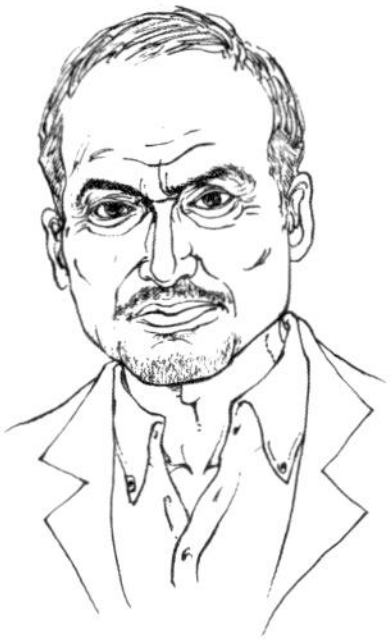

渡辺謙

経営者では、まずソフトバンクの孫正義《そんまさよし》社長。芸能関係では、歌舞伎《かぶき》の市川海老蔵《いちかわえびぞう》さん、俳優の渡辺謙《わたなべけん》さんに高橋克実《たかはしかつみ》さん、竹中直人《たけなかなおと》さん。スポーツ選手では、２０１３年春からのイチロー選手。あとは、２０１２年にノーベル生理学・医学賞をもらった山中伸弥《やまなかしんや》先生も入れていいだろうか。

でも、やっぱり少ない気がする。

日本人の坊主頭は、外国の人みたいにかっこ良くならないんじゃない？　という指摘もよく聞く。ただ、ここで挙《あ》げた方々は、みなさんお似合いだ。確かに最初は「え！」と思うかもしれないけれど、案外すぐに見慣れるものだ。

国際的に活躍する日本人ほど、ハゲ始めたら一気に剃ってしまって坊主頭で勝負したほうが得だと思う。先に述べた、自信とか、強く見えるとか、背が高く見えるといった一般的なプラスに加え、まだ日本人にツルツル頭で活躍している人が少ないという事情を計算すると、典型的な日本人像から抜け出たユニークな印象を相手に強く植えつけることができると考えるのだ。

外国のメディアが「典型的日本人男性」として描く漫画は、どれも似たような感じである。目が細くて、髪を七三とかに分けていて、メガネをかけていて、丸い顔で。私たちがよく欧米人をいっしょにして「ガイジン」と呼ぶように、彼らも日本人というか東洋人をまとめてとらえがちなところがある。

そんな中で、ツルツル頭だったらかなり目立つ。すぐに覚えてもらえる。日本人があまりいない海外の場所でなら、東洋人というだけで、それなりに目立つかもしれないけれど、それが例えば日本人男性だらけの東京のホテルのロビーで、以前名刺交換をしたアメリカ人に再会したような場合、頭に特徴があれば、「あ、あの時の」となるはずだ。

さらに覚えておいたほうがよさそうなのは、丸坊主にはその名の通り、仏教徒、ブディストを連想させるものがある。欧米人にとって、案外あこがれでもあり謎に満ちた存在だ。世界の偉大な○○人というようなランキングで必ずと言ってよいほど選ばれるダライ・ラマは、西洋の世界では特に注目を集める東洋人なのだ。彼の頭にあやかればいいのである。

ついでに言えば、日本人男性は海外の仕事の場面で、集団行動はできるだけしないほうがいい。企業にしても政府にしても、日本関係者は群れているおじさんたち、という印象が海外では持たれている。実際にそうだ。私が取材した海外での国際会議でも、日本の大臣にはたくさんの〝付き人〟がいて、みんなでぞろぞろと移動し、移動の途中でも、エレベーターのボタンを押す人、「今、大臣がどこそこを通過しました」と逐一、電話で報告する人など、細分化された役目を与えられたお役人さんたちが何人もいる。外国の大臣は自分で資料を抱え、自分でエレベーターのボタンを押し、移動の途中で知り合いに会うと、その場で話しかけたりする。そんな感じだから、日本人男性が頭ツルツルで、独り、背筋を伸ばし歩いていたら、それだけで「よくいるタイプの日本人じゃないな」と特別な印象を与えることになるはず。

では、なぜ日本ではツルツル頭が少ないのか。あるいは、少なかったのか。

それを考える前に、社会と髪の関係について、ちょこっと見てみたい。

第5章　髪の文化人類学

髪は男の命?

まずは、あたり前すぎることから。

髪の持つ意味合いは、男女で全然違う。女子は、やっとちゃんとした髪が生《は》えそろった赤ちゃんの頃から、髪で遊ぶ(遊ばれる)ことになる。お母さんが、幼児の頭にちょこっと束《たば》を作ってピンクのゴムで結んだりする。キティちゃんとかがついたパッチン留《ど》めで前髪を留めたりもする。でも、まず男の子にはしない。

女性の髪型は実にいろいろ。カラーもいろいろ。髪用のアクセサリーもありとあらゆるタイプがあるし、日によって(人によっては時間によって)まっすぐだったり、クルクル、カールしていたり、よく変化する。もちろん、いつも同じという人もいるけれど、しょっちゅう変わるのが悪いことだという風にはならない。

長さだって、最近はエクステ(=エクステンション、長くする付け毛)を付けたら、伸びるのを待たなくてもすぐロングにできる。とにかく自由だ。

だけど、男はそうはいかない。確かに最近は男子もオシャレになり、場合によっては女子よりもいろいろ小まめにお手入れしたりしているようだ。とはいえ、会社に通う身であれば、ファッション業界など特別な場合を除き、髪の長さはかなり限定されてくる。もちろん、髪にアクセサリーを着けている男性会社員はまず見かけない。髪の色も女子ほど自由度がない。彼らが髪でオシャレを楽しみたければ、せいぜい毛先に少しの動きをつけてジェルやムースで固めたりする程度の変化だ。

つまり、バリエーションが少ないだけに、髪があるかないかはとても重要になってくる。さらに、他人との違いとか、変化を楽しむ女子に対し、男性は基本的に集団の中に埋没するほうが居心地がよさそう。

以前、ロンドン勤務だった頃、夜の社交的な場に何度か招かれたことがある。社交の場といっても、いわゆるパーティーじゃない。原油価格はどうなりそうだとか、対テロで米英はどう協力すべきかとか、そういうシリアスなテーマについて、ゲストスピーカーの話を聞いたり意見交換したりする夕食会だ。

だったら、わざわざブラックタイやドレスに着替えることないじゃない、勤務先からビジネススーツでそのまま行けばいいのに、と思うのだけれど、そこはロンドンの社交の世界。夕方になれば、男性はタキシードに黒い蝶《ちょう》ネクタイ、女性はドレスで出かけていき、キャンドルの灯《とも》った部屋でディナーをいただきながら、安全保障の議論なんかをするのである。

知らない世界なので興味津々。招かれた私は喜んで参加させてもらったのだけど、新聞記者には衣装が大変。服だけでなく、アクセサリーやバッグ、靴まで一式を、朝、地下鉄で出勤する時に持っていかなければならないから、まあ面倒なこと、なのである。しかも、同じ人たちといっしょになることも珍しくないので、いつも同じ格好というわけにもいかない。

「男の人はいつも同じ格好でいいですね。とにかく黒のスーツに蝶ネクタイがあれば済むわけだから」

ある日、イギリス人のデービッドに愚痴《ぐち》っぽいことを言ったことがある。彼曰《いわ》く。「女性はパーティー会場で自分と同じドレスを見つけたら嫌がるものだけど、男は周囲と違ったら困る。いつもみんなと同じがいいんだよ」

愚痴に対する答えにはなっていなかったけれど、「なるほど」と思った。

髪にしてもきっと同じ。自分の属する集団に溶け込むのが居心地の良いことで、みんなと違うスタイルを選ぶということは、協調、和に抵抗していることになる。

逆に、あえてその抵抗を表現したい時、髪は格好の道具になる。

髪型はイデオロギーの象徴⁉

ヒッピーやスキンヘッド、パンクなどがその代表的な現象だ、とカナダのコンコルディア大学・社会学・人類学部教授のアンソニー・シノット教授が著書"The Body Social"の中で指摘している。それによると、

「反対のイデオロギーは、髪型も反対になる。髪というものは、単にセクシャルな意味があるだけでなく、その人のイデオロギーを表すシンボルでもある」

男性も髪を長くし、ヒゲを生やすことで、父親世代の常識的スタイルに対抗し、反戦、反核、市民権などを訴えたのが1960年代後半からアメリカで広がっていったヒッピームーブメントだ。きちんとカットされた短髪を、勤勉で倫理的な当時の体制派男性の象徴とみなして、その逆＝長髪にすることで、社会への抵抗を表現した。シノット教授によると、髪が長ければ長いほど、本気で戦っている証《あかし》（長い間、抵抗を続けていたという証拠）だったらしい。

髪が彼らのムーブメントでどれだけ大事だったかを物語っているのが、60年代後半にブロードウェイ・デビューしたミュージカルだ。その名も『ヘアー』。同じタイトルの歌も披露《ひろう》された。歌詞の中には、「神様が伸ばしてくださる限りの長い髪を」といったくだりもある。とにか

く、髪は長ければ長いほど偉い、がヒッピーの世界の評価だったみたい。同じ「反体制」「反エリート」の抵抗でも、ヒッピー的なものが大っ嫌いで、よって正反対の行動に出たのがスキンヘッド派だ。彼らは、ヒッピーたちの緩《ゆる》くて軟派な感じが許せない。だから、「体制」にも「ヒッピー」にも対抗する意味で、彼らに〝あるもの〟、つまり髪の毛を剃《そ》り落とした、というわけだ。

さらに、イギリス発祥《はっしょう》のパンクもそう。抵抗する姿勢を髪型で主張する。髪の毛は残したまま、ヒッピーみたいに自然に任せて伸びっぱなし、ではなく、できる限り人工的に手を加える。長い髪をハリネズミのように立たせたり、タテガミのようなものを作ったり、色をピンクや緑やプラチナブロンドに染めたり、とにかくどうやって維持するんだろう、と心配してしまうくらい手をかけるのが特徴だ。

極端に長くするとか、剃ってしまうとか、コテコテいろんな細工をするというのは、現象は違っているけれど、どれも社会へのある種の「抵抗」を象徴している。一般的、常識的とされる姿にあえて挑戦する姿なのである。

男性が女性と違って、姿かたちで目立つ存在、周囲となじまない存在になりたくない、と思いがちなのだとすれば、髪型でもできるだけ特徴を持ちたくないと無意識に感じてしまうのかもしれない。自然にハゲて、髪がなくなってしまうこと自体、髪がある状態を「一般的」とみなせば、（本当は中高年人口のかなりが薄毛なのだから、薄くなっているほうこそ一般的なはずだけど）逸脱になる。だから、特に頭髪を剃ることは、自ら逸脱を選ぶことであり、周囲に何かしら抵抗しているというシグナルを送りかねない。そういう心配が、無意識のうちに働くのではないだろうか。

身なりの調和を求める男性

みんな同じタキシード、ブラックタイのいでたちについて、「男は同じ服装だと安心する」とイギリス人男性に言われたことを紹介したけれど、日本のクールビズもその一つと言って良さそうだ。

女性は一斉に今日から半袖よ、みたいなことはしない。どちらかと言えば、季節を先取りしたオシャレを他人より先に取り入れようとする。だから、ちょっとぐらい寒くても、無理をして薄手でキレイ色の春物を着たりするし、まだセミが鳴いていても、新シーズンのトレンドを取り入れたブーツを履《は》いたりする。

でも、スーツにネクタイが固定化したサラリーマン社会では、なかなか周囲と違う格好はしづらい。特に自分より偉い人やお客さんとのバランスを気にしがちなのが日本人男性だ。

そんな彼らを苦しめたのが、地球温暖化だかヒートアイランド現象だか知らないけれど、暑くなる一方の日本の夏。もう、ネクタイは耐えられない。でも、独りじゃ外せない。というわけで、はい一斉に、というのが、クールビズだ。原発停止による節電運動は、さらに日本人男性にある種の安心を与えた。節電、エコという大義名分で、かなり開放的な姿でも許してもらえる環境が生まれたのである。

それでも、いつしかしみついたクセは簡単には抜けない。

これは、ある大企業で女性社員が体験したお話だ。クールビズが始まった頃、社内会議の前になると、男性社員たちがソワソワ。上着アリで出るか、ナシにするか……。いつしか、会議に出席する役員がその日の「基準服」を決定付ける、といった暗黙の合意ができた。で、下《した》っ端《ぱ》だった彼女は、会議前にその役員の服装を〝偵察〟に走らされる。基準服を確認すると、廊下の端からうかがっている男性社員に向かって、バッテン（上着ナシ）や羽織るジェスチャー（上着アリ）で、発信。一斉に走り出し、上着を着たり、脱ぎ捨てたりする男性社員たち。ちなみに基準服の役員は、自分が基準になっていることなど全く気付いていない――[1]。

ついでに上着話をもう一つ。

ずっと前から不思議に思っていた男性の行動に、宴席など会食の場面で一斉に上着を脱《ぬ》ぐ、というのがある。乾杯が終わり、お刺身が運ばれてくる頃になると、必ず、「じゃ、上着を失礼させていただいて……」とか「どうぞ、よろしかったら上着はご自由に……」とか発声する担当の人（通常、招いた側）がいて、その一言を受けて、みんなが次々を上着を脱いでいく。

そんな時、もともと上着を着ていなかったり、脱いじゃうと下がノースリーブで、ちょっと……みたいな女性は、取り残された気分を一瞬だけ味わうことになる。

男性にとって上着はネクタイと同様、儀礼のようなものだから、相手への敬意とか正式さ、場に対するエチケットとして身に着けるという意味はわかる。でも、だったら最後まで着ていたらいいのだ。途中で脱いでしまうもの、しかもみんな一緒じゃなきゃ脱げないものだったら、なんで最初から着てくるの？　って思うのは私だけかしら。

というわけで、女性よりずっと身なりの調和を重んじる男性である。しかも、髪型だけでなく、化粧とかアクセサリーとか服とかバッグとかいった、もろもろのバリエーションに乏《とぼ》しい男性だから、髪型で目立てば、ことさら「自己」を強調してしまう。だから、あえて剃ったりする

1　毎日新聞、「女はみてるぞ！：クールビズ狂想曲」2006年7月31日

と、厄介《やっかい》なシグナルを出してしまいかねない。そんな潜在的不安、心配も、薄毛になり始めた男性が剃ってしまわない背景にあるんじゃないかな、と思う。

坊主頭の意味いろいろ

人間の頭がツルツルだったり、ほとんどないと言える超短髪の状態というのには、昔からいろいろな意味がある。人があえて頭髪を剃ったりしないのや、ハゲてしまうのがいやな理由は、老化の拒絶とか目立ちたくないとかといった単純なものにとどまらない。

坊主頭で連想するものは？

まずはその名の通り、お坊さんがあるだろう。ただ、頭を剃るのは仏教の僧侶に限らない。キリスト教の聖職者もローマ帝国の頃から、剃髪《ていはつ》の習慣があったと伝えられている。ただ、髪の剃り方はいろいろ。全部剃ってしまう東方教会、頭のてっぺんだけ剃るローマカトリック教会、そして耳から耳に弧を描くように剃るケルト教会、といった具合だ。

一方、髪は活力の象徴とされるユダヤ教では、もともとフサフサで長いことが善とされる。髪がないというのは恥。ヒゲもたっぷり伸ばす。結婚したら女性は美の象徴である髪を外で見せてはいけないので、被り物をしなければいけない。戒律《かいりつ》をどのくらい厳格に守っているかは、正統派、超正統派など、度合いによって違うみたいだけれど、破ったらムチ打ちの罰を受けるほど大ごとなものらしい[2)]。

髪というか、もみあげというか、顔の両サイドのこめかみあたりから下にはカミソリをあててはいけない。髪もハサミならOKだけど、カミソリで剃ることは禁じられている。

ユダヤ教の人たちはよく頭のてっぺんに、ちょこっと丸いお皿のような帽子を載せている。キッパと呼ばれるもので、頭上から見ていてくれる神への敬虔《けいけん》な気持ちを表すものだとか。超正統派とされる人たちはさらにその上にまっ黒のシルクハットを被っている。

キッパを着ける頭頂部は、男性がよくハゲ始める部分だから、ちょうどそこを隠してくれる感じで、ハゲが気になる人には好都合なのかも。ちなみに、あのちょこっと頭に載せるだけのキッパがどうして落ちたり吹き飛ばされたりしないのかというと、ヘアピンやパッチンとやるクリップで固定しているから。そこがどことなく世俗的で、失礼ながら微笑ましい。

じゃあ、かなりハゲていて、周囲に固定する髪が全然なかったらどうするの？　実はずっと気になっていたのだけれど、スエードみたいな素材だと、かえって髪がないほうが、肌にピッタリ

2　Laws of religion : Laws of Judaism concerning ritual purity and cleanliness

密着してズレにくいのだとか。場合によっては、裏側に粘着性のものをくっつけることもあるのかも。

では、仏教やキリスト教などで、なぜ聖職者は頭を剃るのだろう。

禁欲の象徴という説もあるけれど、例えば人類学者のC・R・ホールパイク教授（英、カナダ両国籍）は、規律とか管理された状態に身を置く意味（「禁欲の象徴」というわけではないようです）があると解釈していて、神への服従、従属の決意を込めたものだと“Social Hair”という論文の中で述べている。[3)]

ホールパイク先生は、規律とか管理を受ける対象という意味が込められた丸坊主は聖職者だけのものじゃない。軍人さんや受刑者もそうだ、と指摘している。

聖職者、軍人、受刑者はみんな、そうしょっちゅうシャンプーできるライフスタイルではない。濡《ぬ》れた後に乾《かわ》かしたり、カットして整えたりする手間を省《はぶ》く、といった実利的なメリットも当然ありそうだ。

とはいえ、なんといっても、集団としての規律の表現とか、その集団以外の者との区別とかを

3　Social Hair, by C.R. Hallpike, hallpike.com

はっきりさせるうえで、剃っている頭は役に立つ、ということなのだろう。

懺悔の丸刈り

さらに、頭髪を剃る行為の意味ということで、忘れてはいけないのが、罰としての剃髪だ。人気アイドルグループＡＫＢ48の峯岸《みねぎし》みなみさんの丸刈りは、その代表例。普通、「できなかったら責任とって坊主にします！」と啖呵《たんか》を切るのは男性だけど、女性、しかも20歳の売れっ子アイドルが刈っちゃったから、当時、大いに話題になった。しかも、刈ったばかりの状態で、涙ながらに「ごめんなさい」と訴える衝撃シーンが動画サイト、ユーチューブで流れたので、議論百出となった。

有名な話だけど、念のためあらすじを振り返ると、峯岸さんが、交際相手のダンサー宅に泊まり、翌朝出てきたところを週刊誌にキャッチされた。グループで重要なポジションにいながら、「恋愛禁止」というＡＫＢの掟《おきて》を破ったことから、反省、謝罪の気持ちの本気度を表すために、自分で刈った――。というのが、この丸刈り事件だ。

見ていた大人は、何もそこまでしなくたって、と可哀相《かわいそう》になったけれど、しばらく経って、ロングのウィッグを着けて登場。同情した私は何だったの、とやや複雑な気持ちになったりする。

より一般的な「頭を丸めた」例は、人気の公務員ランナー、川内優輝《かわうちゆうき》さんが、東京マラソンで期待された結果を出せず、反省の丸坊主にした例だ。まだ青々とした頭で記者会見に臨んだ川内さんは、「期待に応えられず、誠意を示すために剃った」と語った。反省と同時に、次に進むため、自分に気合を入れる意味合いもあったのだろう。

あのミスター、長嶋茂雄《ながしましげお》さんも監督時代に、チームのガルベス投手が審判にボールを投げつける不祥事《ふしょうじ》を起こした時、「責任をとる」と坊主頭になったことがある。本人ではなく監督が、しかも坊主頭で責任をとるという、メジャーリーグでは有り得ない特異なケース。

ちなみに、メジャーリーグでも監督が頭を刈る（しかも公衆の面前で）という出来事があった。２０１3年3月のこと。フロリダ・タンパベイ・レイズのジョー・マドン監督である。でも、不祥事や連敗への反省じゃない。小児ガンで苦しむ子どもたちへの義捐金《ぎえんきん》を集めるキャンペーンの一環として、選手やコーチ、オーナーまで総勢六十数名で、丸刈りにした。幼くしてガンと闘っている患者のためなのだが、どこか明るくさわやかだ。反省剃髪がかもし出す、ウェットな感じがない。

罪の意識、責任感から自分で丸刈りにするというのではなく、罰の意味で他人から丸刈りにされる、というのもある。例えば、第2次世界大戦後のフランス。ドイツ兵と交際していたことがわかった女性に対して、「ナチスに協力した」罪で、頭を丸刈りにする仕打ちがなされた。見せしめ、辱《はずかし》め、として、公衆の面前で女性の頭を剃り、坊主頭になった女性たちを行進させたり、トラックに乗せて街中を巡ったりする組織的な処罰が行われていたようだ。

イギリスの「ガーディアン」紙が掲載した当時の写真は、若い女性の頭を男性が押さえつけ、別の男性が頭を剃るのを子どもや女性も笑いながら眺《なが》めている、というショッキングなものだ。中には、単にドイツ軍の地方拠点で掃除婦をしていただけ、という女性もいたらしい。

ヨーロッパでは、古くは５世紀頃から女性の頭を罰として剃る慣わしがあり、中世の時代には主に、夫に隠れて浮気した女性に、女らしさの象徴である髪を剃る罰が与えられていたという。

徴兵制と丸刈り

髪の毛の、アリ、ナシで支配力にどう影響があるかを調べた、アルバート・マンズ先生をすでに紹介した。マンズ先生の実験はアメリカで行われ、サンプルになったのは白人と黒人のみである。社会によって、坊主頭に対するイメージは変わり得る、というのがマンズ先生の指摘で、その社会の違いの一つとして、徴兵制があるかないかを挙《あ》げている。

確かに、軍人のイメージも重なる坊主頭だ。軍人がその社会でどのように受け止められているか、が坊主スタイルへの印象に影響を与えていてもおかしくない。

日本には徴兵制がない。なので、若者の坊主頭だとか、坊主に近いベリーショートといったヘアスタイルは、高校球児や、北島康介《きたじまこうすけ》選手のようなスイマーなど、スポーツマンが中心。それ以外ではあまり目にすることがなく、例えばアイドルグループや若手人気俳優があえてそういうスタイルにすることはとっても稀《まれ》だ。

一方、お隣《となり》の韓国には徴兵制というものがある。人気アイドルも入隊する前には、普通に頭髪を刈る。それはそれなりに話題になるようだけど、最近は、兵役《へいえき》に関係なく、ファッションとしての丸坊主が認知されてきているようだ。

Kポップ専門の最大手英語サイト、「スンピ」(soompi)に、男性セレブの丸刈りショットといっしょにこんな記事が出ていた。

「韓国で頭を刈ることは、長らく抵抗を表す行為とみなされてきた。兵士以外で頭を刈っている若者は、反社会的な人間だとか、極端な抗議活動家とか、そうでなければ宗教関係者ととらえられてきた。

しかしながら、周囲と違う個性的なアピールをしたいという人たちが丸刈りを選択するようになり、この国でも、ファッション、スタイルとして広がってきている。それはKポップの世界でも例外ではない[4]」

日本より先に、若者のファッションとして丸刈りが広がってきた感じの韓国。もちろん、徴兵制があるから、若者が頭を丸めることへの抵抗が小さい、と単純に結論付けることはできない。ただ、日本で若い俳優さんの坊主頭を見るのは、戦時中の場面が登場する映画やドラマの中が多く、太平洋戦争時の日本軍へのイメージとか、敗戦というネガティブな連想が伴《ともな》うということもありそうだ。ひょっとして、日本で若い男性の坊主頭を積極的に好まない潜在的な理由になっている可能性はある。

そんな日本の社会で、そんなに歳のいっていない人があえて坊主頭にする、という行為は、強烈な自己主張になる。

これは私が15年ほど前から知っている電力業界の矢野《やの》さんの話だ。私の記憶の中で、矢野さんは常に坊主頭だった。ファッションも保守的な電力業界の中で、矢野さんのスタイルは、坊主頭に限らず全体としてとても個性的だった。みんなが白いシャツしか着ていなかった頃、濃紺とかピンクとか、とんでもなく目立つ色のシャツを独り堂々と着ていた。

4　soompi, 8.6.2011

「自分はみんなとは違うぞ、とちょっと突っ張ってみたかったんですね。あとは、イメージチェンジして気分を一新したい、というもの。多分、女の人が、ロングを短くする時の気分みたいなのもあった気がします」

本人は楽だし、お金もかからないし、と気に入ってそれ以来、ずっと坊主頭で通している。ところが、当時はとても大変だったそうだ。

社内、そして業界内で話題になった。頭を丸める＝謝罪する、のイメージが特に強い日本の社会である。どんな事をしでかして謝罪させられたのか。よっぽど上からきつくしかられたのだろう――。勝手な憶測《おくそく》や噂《うわさ》が飛び交った。

噂は間もなく上司の耳に入ることになる。まるで自分がいじめて部下がいやいや頭を丸めたかのようなストーリーもできていたようで、たまらなくなった上司はある日、矢野さんに「頼むからその頭だけはやめてほしい」と泣きついたそうだ。

たかが坊主頭。でも、「たかが」で済まない時代だった。なのにあえて坊主頭にした矢野さん。当初、薄毛を目立たなくさせるという狙《ねら》いはなかったのだけれど、50を超え結果として薄毛になった今、それが目立たないという恩恵《おんけい》に与《あず》かっている。ずっと坊主頭だから、髪の変化に伴う年齢を感じさせない。

こうした先人の強い意志の甲斐《かい》もあってか、日本でもカッコいい坊主頭が目立つようになり、少しずつ広がってきているようだ。

実際、通勤途中なんかに、20代後半〜30代と見られる世代で、とってもツルツルにしていて、スーツ姿もビシッと決めて歩いている人をよく見かける。よく観察すると、頭頂部が地肌になっているスキンヘッドと、特に薄毛化は認められないけれど、ファッションとしてあえて丸坊主にしているタイプに分かれるようだ。とはいえ、クールな美坊主が増えていくことは、何てったって日本にとって歓迎すべき現象だ。薄毛になった人があまり抵抗なく坊主スタイルを選び、明るく暮らしていけるようになるのだから。

第6章　ハゲノミクス

約束されたハゲ市場

ハゲは格好のビジネスターゲットだ。

何と言っても、巨大な市場が約束されている。男性の4人に1人が30歳までに、3人に2人が60歳までに薄毛化を経験するというから、相当な数である。アメリカだけでも約4000万人の男性が、加齢によるハゲで悩んでいる。カツラにしても、発毛剤や育毛剤、植毛手術にしても、どれも結構なお値段だから、先進国が主な市場になる。これから途上国が新興国、新興国が先進国、といった具合に、豊かな国民が世界中で増えていきそうだから、ハゲ関連の市場規模も当面拡大する一方だ。中国などは、まさにこれからハゲ対策市場が成長を始めることになる。

その市場について考える前に、まずその〝元の元〟がどのように誕生しているか、少し見てみたい。薄毛の発生メカニズムである。

ヒトに一生があるように、毛髪にも誕生してから抜け落ちるまでの〝寿命〟がある。だいたい2年から6年。だから、髪を伸ばし続けたら、あら何十メートルにもなっちゃいました、ということにはならない。十何万本とある髪の中には、つねにお亡くなりになりそうな方が相当数いる。一日に100本も髪が抜けると聞けば、一瞬ぎょっとするけれど、実はそれくらい失っても全然心配ないそうだ。天寿をまっとうした髪たちなのだから。その後にはすでに新たな命が宿《やど》っていて、休火山状態が終わると、また元気な顔を見せてくれるのである。

ところが、この寿命が短くなって、髪全体に占める休火山状態の毛の割合が増えると、空白が目立つようになる。それが、この本が対象としているタイプのハゲ、つまり主に男性が年齢を重ねることに伴《ともな》って薄毛が進む「男性型脱毛症（AGA）」だ。本来ならばグングン成長していなければいけない時期の髪が、さっさと終末期にたどりつき、早死にしてしまう現象である。

ではなぜ、死が早まってしまうのか。

AGAは思春期以降に始まる病気だ。ってことは、やはり男性ホルモンと関係していそう、と思う。その通りなのだけど、男性ホルモンが多すぎたから、とか、少なかったから、というような単純な話ではない。

まず、髪の早死にが決まってしまう秘密の場所は、髪の毛の一番根っこにある毛乳頭《もうにゅうとう》と呼ばれる部分にある。ここの指令を受けて、周囲の毛母細胞が盛んに分裂を繰り返し、毛の赤ちゃんが上へ上へと成長していく。ところが、細胞の増殖を邪魔する悪者がいる。その名も「ジヒドロテストステロン（DHT）」。代表的な男性ホルモンであるテストステロンが、よりパワフルなものに変化した悪玉ホルモンだ。で、この変身を助けるのが、5α－リダクターゼという酵素である。

５α－リダクターゼがテストステロンをＤＨＴに変えると、毛乳頭細胞の中にある男性ホルモン受容体（レセプター）と合体し、それが細胞の核に入って悪さをするのである。髪の赤ちゃんが育つのを邪魔する信号を出すらしい。

この男性ホルモン受容体は、どこにでもあるわけではない。頭だと前頭部や頭頂部で、後頭部にはない。ハゲがおでこの上や頭のてっぺんから進むのに、頭の後ろの毛はずっと無事、というのは、そこに受容体がないからなのだ。

ということは、このプロセスのどこかを断ち切れば、薄毛に対抗できることになる。そこに着目したのが、例えば、この後に出てくる毛生《は》え薬「フィナステリド」（商名プロペシア）。テストステロンが悪玉男性ホルモン、ＤＨＴに変身しないよう、それを助ける酵素５α－リダクターゼの働きを抑えるお薬なのである。

残酷な希望から強迫感へ

ハゲのメカニズムに関する研究は進み、「再生」を目指した取り組みも相当なところまで来ているようだ。永久に再生が繰り返される技術が完成したら、とてつもないビジネスチャンスが生まれるはず。

とは言っても、今を生きている人間は当面、薄毛の現象と向き合わなければいけない。だから、そのニーズに応えようとするあの手、この手の商売が当分の間、成長を続けるということになる。そのうごめく商売の中で、薄毛が始まった人、ハゲで悩む人はどうすればよいのだろう。

ハゲを狙《ねら》ったビジネスにとってハゲの最大の魅力は、その持続性と、持続性からくる対策への依存性だ。老化と同じことだけど、一度始まった薄毛化は歳とともに進行する。しかも、たいていは、徐々に、である。これがくせ者だ。

「徐々に」は残酷な希望を与える。「今なら間に合う」「まだ何とかなる」という感覚である。あきらめがつかない。だから、みんな初期の若いうちから、たいていはお父さんの頭を見ながら、「あんな風になる前に頑張らないと」という意欲を持たされる。

「徐々に」は、やがて希望を強迫《きょうはく》感に変える。これには、中毒的な力がある。一度、何らかの対策をとったとしても、常に進行形だから、「もっと上」の段階の対策を気にせずにはいられない。そして通常、「もっと上」の対策は、お値段も張る。だけど、どんどんあきらめられなくなっていく。「今までの努力と投資を無駄にしたくない」と「上」を目指してしまうのだ。

カツラ、ウィッグ、トゥーペイ

具体的な対策を見ていくことにしよう。

大昔からあったハゲ対策の代表選手といえば、まずカツラが思い浮かぶ。

このカツラ、人工または本物の髪の毛でできた頭の被り物を指すのだけれど、男性用も女性用も同じ「カツラ」。歌舞伎《かぶき》の役者さんが着けるのも、アデランスもカツラ。タイプや用途が違っても、みんな同じ言葉だ。

何あたり前のこと言ってんのって？

実は英語では、同じ言葉じゃないのである。装飾目的とか儀式用のカツラと、ハゲをカバーするためのカツラは通常、別の単語を使う。装飾系がウィッグ（wig）、薄毛対策がトゥーペイ（toupee）だ。日本でも、ようやく最近、分けて表現するようになってはきた。女子がオシャレ目的でオン、オフ自在に楽しむものをウィッグと呼び、いわゆるハゲ用はカツラだったり、半分、からかうトーンでヅラと言ったりしている。でもまだ、「カツラ」で何でも通してしまうのが一般的なようだ。

一方、英語のウィッグとトゥーペイ（ヅラ）は、カツラとひとくくりにできないほど、決定的に違うものだ。ウィッグはウィッグだとバレていいもの。他方、トゥーペイ（ヅラ）は、絶対にバレてはいけないもの、バレたら恥ずかしいものである。

ところで、イギリスのテレビ番組や映画のシーンに、中世みたいな白っぽいクルクルカールの被り物をした弁護士さんが登場するのを見たことは？　そう、あれがウィッグだ。今でも現実の世界で真面目に使用されている。以前私がロンドンで勤務していた時、職場が裁判所に近かったため、近所には法律事務所とかがたくさんあって、弁護士さんのためのお店、そうウィッグ専門のブティックもあった。ディスプレーされているのを見て、さすがブリティッシュ！　と思ったものだ。

イギリスでは、判事と弁護士が黒い法服（ガウン）をまとい、白っぽいウィッグを被る。これは、本人がどういう信条の持ち主であろうと、法廷では法のために中立な立場をとる、つまり本当の自分とは別人であることを示すために身に着けるものと言われている。一般ピープルと区別し、権威を与えるものという説もある。17世紀ぐらいから続く伝統だ。

ロンドンの裁判所近くを歩いていると、大きな資料の固まりを抱え、黒いガウンのすそをなびかせて颯爽《さっそう》と歩くウィッグの男たちをよく見かける。

ちなみにお値段は、弁護士用が5万〜8万円、肩の下まであるフルレングスの裁判官用はなんと40万円以上にもなることがあるらしい。保管用のレザーケースなんかも売られている。伝統を重んじるイギリスらしい世界ではあるけれど、賛否両論あるようだ。

賛成派の理由としては、伝統の大切さというもの以外に、若手が、お陰で年輩のベテランに気後れしないで済む、というのもあるようだ。

逆に反対派の主張は、時代遅れ、夏は蒸《む》れる、チクチクしたり痒《かゆ》かったりする（素材は馬のテガミで、職人さんが手作業で作る）、年月を経て黄色く変色したり、におったりする、証人に威圧的印象を与える、バカバカしい、などいろいろだ。結構な値段なので、新人さんはローンを組まないと買えなかったという話も。

こうした廃止・継続にまつわる論争は、イギリスの植民地としてたくさんのイギリスの制度が持ち込まれた香港でも活発だ。ただ、偏見というわけでもないけれど、日本人のおじさんと風貌がよく似た中国人が、イギリス伝統の白いクルクルカールのウィッグを着けているというのは、イマイチ、ビジュアル的にピンとこないところがあるというか、滑稽《こっけい》。

別人に見えるべきもの、見えてOKなもの、そう見えるのが愉快なものがウィッグなら、決して別人に見えてはいけないのが、ハゲを隠すためのトゥーペイ（ヅラ）だ。

このトゥーペイにも長い歴史がある。イギリスの弁護士や判事のカツラなんか比べ物にならない。なんと！　知られている最古のヅラは、五千数百年も前のものだというから、もう文明の歴史そのものという感じだ。

所はエジプト・ヒエラコンポリス、時はナカダ2期（紀元前3500〜3200年）の初期。その頃に作られたとされるお墓から見つかった。ヤギか羊の毛でできていて、歳をとって頭がハゲてしまった男性の地毛と縫《ぬ》い合わせるようにして、ヅラが被されていたのだとか。[1)]

大昔から、「あたまに毛がないのは葉っぱのない木と同じ」（ローマ時代の詩）とか、「ハゲてヒゲのない男ほど、醜《みにく》いものはない」（『アラビアンナイト』）とか、まあひどい表現がされてきた。ハゲに対するマイナス評価といったら相当なもので、この長い歴史の間に有名人、無名人を含め世の大層な数の男たちが、自然の現象に深い悩みを強《し》いられてきたのである。

「賽《さい》は投げられた」の名言、遠征記録『ガリア戦記』などで知られる、共和制ローマ期の独裁

1　Hair in Egypt : People and technology used in creating Egyptian hairstyles and wigs, *Encyclopedia of the History of Science, Technology, and Medicine in Non-Western Cultures*
ちなみに、ヤギや羊の毛というのは例外的で、当時は装飾用ウィッグもハゲを隠すヅラも、人毛で作るのが一般的だった。古代エジプトでは、髪がとても重要なファッションの要素で、男も女もウィッグを楽しみ、ウィッグのスタイルは流行で変わり、たくさん持っていることは装飾品と同じように富の象徴だった。暑い気候、そしてシラミ対策として頭髪を剃り、その上にきれいなウィッグを被ってオシャレを楽しんでいたともいわれている。

官、あのジュリアス・シーザー（ガイウス・ユリウス・カエサル）も、薄くなったてっぺんを、後ろから前に髪を持ってきたり、月桂冠を被ったりして隠していたのだとか。ハゲの人は、シーザーと同じ悩みなんだ、と胸を張ってもいいのである。

3万家庭へのヘアメール

近代以降の海外で、カツラの主役が装飾用・ファッション用のウィッグから、ハゲを隠すヅラにシフトしたのは19世紀後半らしい。若さ、今風に言えば、アンチエイジングがはやり出した影響だ。1800年頃になると、アメリカの国勢調査の年齢欄で「39歳」と書く人の数が「40歳」を大幅に超えるという、不思議な現象が目立ち出した。このあたりから、ウィッグの時代が陰り、代わってトゥーペイ、つまりヅラが主流になっていったという。[2)]

本当は決して混同してはいけないウィッグとトゥーペイだけど、こんがらがるので、ここから先は、単純にカツラと書いたら、それはヅラの意味、ということにしたい。

で、そのカツラへの評価を一躍、高めたのが、化粧品大手のマックス ファクター。ハリウッド映画用に手の込んだ精密なカツラを提供し、実績を重ねた結果、カツラとはわからない自然な仕上がりを実現できるようになった。そして、それを一気に家庭に広めたのが、アメリカの小売り大手、シアーズ・ローバックだ。シカゴにある全米一の高層ビル、「シアーズ・タワー」のシアーズ（かつてワールド・トレード・センタービルをしのぐ世界一高いビル、だったけれど、今は全米一。イギリスの保険会社が命名権を獲得して名前が「ウィリス・タワー」に変わった今も、まだ古い「シアーズ・タワー」の名前で呼ばれることが多いのだとか）。

１９５９年３月、白い封筒の中に忍ばせた男性用カツラのカタログが全米に郵送された。その数３万部。エアメールならぬヘアメールだ。

新製品のカツラはアイビーリーグ風に短く刈ったタイプからモデル風の長めまで複数のバージョンがあり、カタログを受け取った男性は、同封されたテープで頭を測《はか》り、頭頂部の図が記された紙に、自分のハゲの部分を「ココ」と印をつけて注文する仕組み。１～２ヵ月に一度、シアーズに送り返して、ドライ・クリーニングをする必要があったから、２個１組で買わなければいけなかった（クリーニング中、突然ツルツルになるのって変だから）。

技術の向上と企業の売り込み努力で、アメリカのカツラ市場は急拡大した。50年代に35万人とされた利用者は70年には、２５０万人に膨《ふく》らんだそうだ。

ところが、そんな市場も外国製のカツラに席巻《せっけん》されるようになる。国内市場の急成長をバネに世界の主要プレーヤーとなったのが、そう、日本のメーカーだったのだ。

「薄毛に対する日本人男性の自意識は悪名高い。光る頭を隠すためには費用を惜《お》しまない」

そんな書き出しで記事は始まる。アメリカの大手カツラメーカーを買収し、拡大を続けるアデランスについて報じたロイター通信の記事で、掲載した「ロサンゼルス・タイムズ」紙には、「カツラ市場で先行する日本企業」という見出しもついている。1988年3月6日。今から25年以上も前のことだ。ちなみに、ハゲを隠す日本社会の例として、日本国内ではいつも着用のヅラを、海外出張する時は自宅に置いていく、という男性がいることを紹介している。

現代カツラ事情

では、現代のカツラ市場はどれくらいで、どうなっているのだろう。

矢野経済研究所の調べによると、2011年度（推計・事業者売上高ベース）の国内カツラ市場は1330億円。これは、植毛、発毛・育毛剤、シャンプーその他のヘアケア剤を全部ひっくるめた、ヘアケア総市場の31%にあたるそうだ。一方、IBISというアメリカのリサーチ会社によると、アメリカのカツラ市場は約8億1000万ドル（約810億円）。単純に比べても、日本の市場規模はアメリカの1・6倍。ただし、アメリカの人口は日本の約2・5倍だから、それを考慮すると、日本はアメリカの4倍近いカツラ市場を持っていることになる。[3]

ところで、カツラっていったい、いくらするのだろう。何年、何十年と愛用している人にはなじみの価格も、あまり縁のない人、特に女性は考えたこともない世界だ。

カツラは通常1つだけ買う、というものではない。言われてみれば、確かに！　と思うけれど、これも考えたことがなかった。

ウィッグと違い、絶対にバレてはいけない、というのがカツラだ。大事なカツラに万一のことがあった場合、突然、「今日はナシ」で世間に登場するわけにはいかない。かといって、オーダーメイドのカツラを新しく作るとなると、納品まで通常、1〜2ヵ月かかる。たいてい労賃の安い中国やインドネシアで加工されているから、「お仕上がりは来週です」というわけにはいかない。できあがるまでの数週間、バカンスに行ってきます、というわけにもいかない。

だから、スペアといっしょに複数個セットで買うシステムが一般的だ。

3　日米とも男性用、女性用、薄毛対策用、ファッション用が含まれているので、数字がすべて男性型脱毛症（AGA）向けではない。さらに日本の数字には、増毛サービスも含まれており、カツラに限定すれば数字はこれより小さくなるものとみられる。

大手メーカー製の上質なものだと、初期費用が70万〜100万円くらいかかるらしい。しかも、寿命は2年程度、というから驚いた。劣化すればバレる確率が格段に上がる。

だけど、背に腹は代えられない。せっかく大枚《たいまい》を投資してカツラを購入したのに、劣化によってバレてしまったら、何のためにわざわざ高級品を購入したかわからない。そこでローンを組んだりして買う人も少なくないようだ。

問題は、いつ始めるか、と、いつやめるか。まだ薄毛の早い段階から始めたら、移行は自然で、見た目の違和感もないはず。ところが、育毛剤的世界からカツラの世界に一歩踏み込むのには、精神的バリアを越えなくてはならない。

人目を欺《あざむ》くことに対し、人は抵抗を感じるものだ。何より、欺こうとしたことがバレる屈辱《くつじょく》への恐怖心がある。そして高額なお値段。やっぱり20代ではなかなか手が届かないだろう。でも先送りすると、今度は、「いきなり」でバレるリスクが高まる。増毛で少しずつ自然に移行するには、それなりのお値段とマメなケアが必要だ。忙しい働き盛りには大変。

というわけで、異動とか転職とか、職場環境が変わるタイミングを利用する人が多いみたいだ。

最大の難問は、いつやめるか。これはかなりキツイ決断になる。

私は山登りというのがあまり好きではない。どうしてかというと、途中でやめることはいつでも自分の意思で可能だけど、やめてしまっては、ここまで頑張って登ってきたのが水の泡になるという敗北感を味わうことになるから。いっしょに登っている人や天候のせいでやむを得ず、というのならまだいいけれど、自分の意思となると、なかなか決断できない。それが苦手なのだ。だから山登りが趣味、という人は心から尊敬する。

カツラは、その山登りにちょっと似ていると思う。まず初期の段階であきらめるなんてばかばかしいことはできない。だけど、後になればなるほど、これまで投入した何百万円というお金とサロン通い、自宅でのお手入れに費やした時間が、いったい何だったんだ、と思わずにいられなくなる。ここまで頑張ってきたんだから、というやつ。ここでやめるんだったら、もっと早くやめておけば車一台くらい余裕で買えたはず、と思うと、なかなかやめられなくなる。さらにカツラ歴が長くなればなるほど、その姿に慣れ親しんでいる人も当然多くなる。今さら、自然体に戻る決意は難しい。

ある意味では山登りより、もっと酷《こく》だ。

山登りには頂上という最高のゴールがある。辛かった過程が報《むく》われる達成感いっぱいの瞬間。だけどカツラに頂上はない。いついつまで頑張れば、今までの努力が実を結ぶという、終わりがない。

できるだけ早目に始めたほうがいいし、一度始めたらなかなかやめられない。つまり、ビジネスをする側からすれば、何十年という長期にわたる利用がほぼ約束されている、とても放っておけないおいしいマーケットなのだ。

とはいっても、最近、日本をはじめとする先進国では、かつての勢いがない。矢野経済研究所のリポートにも、「厳しい状況が続いている」と書かれたカツラ市場（リポートでは、カツラに加え増毛、育毛、発毛サービスをいっしょにして「毛髪業市場」としている）。最近はインターネットを経由した販売などで競争が激化し、単価が下がっていることや景気の影響があるようだけど、ライバルの登場によって市場を奪《うば》われていることも大きい。

そのライバルとは、そう、発毛剤だ。

お医者さんが強く勧める発毛剤

市場は2種類の治療薬が登場したことで大いに活気づいた。ミノキシジルとフィナステリドである。

ミノキシジルは商品名「リアップ」で知られ、頭皮に付けるタイプ。米ファルマシア&アップジョン社が開発したもので、アメリカでは1988年、医療用医薬品「ロゲイン」として発売された。日本国内では大正製薬が開発・製造・販売を受け持つ。

一方、フィナステリドは、商品名が「プロペシア」で、世界初の飲む毛生え薬（錠剤）。こちらは米メルク社が開発し、MSD（旧万有製薬）が日本市場担当だ。

実は両方とも、全く別の治療薬として開発された。ミノキシジルは高血圧症、そしてフィナステリドは前立腺肥大である。ところが、患者さんが使っているうち、毛が濃くなるという画期的《かっき》な〝副作用〟が起きた。そこで、男性型脱毛症対策としてさらに開発された、という経緯をたどっている。

そして、どちらも、日本皮膚科学会が作った「男性型脱毛症診療ガイドライン」で「強く勧められる」とお墨付きをもらった[4)]。最上ランク（A）である「強く勧められる」は今のところ、この2つだけ。次のランクの「勧められる」は、自毛の移植手術だ。これは通常、後々まで元気な側頭部とか後頭部の下のほうに生えている自分の髪を、皮膚ごと削って、毛の薄い部分に移植す

4　ミノキシジルは、男性の男性型脱毛症、女性の男性型脱毛症の両方に対して「A」評価（強く勧められる）だったが、フィナステリドは、男性の男性型脱毛症についてのみ「A」評価で、女性の男性型脱毛症については、最下位の「D」評価（行わないよう勧められる）だった。

るというもので、60万〜70万円の費用がかかる。それ以外の「育毛剤」と呼ばれるものや、人工植毛は、効果の「根拠がない」「勧められない」など、要は「お金の無駄遣いよ」とお医者から言われているみたいなものだ。

「今月3日に国内初の発毛剤として発売された大正製薬の『リアップ』が、極端な品薄状態となっている。当初販売予定の5倍超となる65万本（1本5500円、1ヵ月使用目安）を出荷したものの、多数の薬局で即日完売・品切れとなり、同社には6000件を超える問い合わせが殺到している。休日返上、24時間体制で生産しているものの、注文に追いつけない」

これは、1999年6月23日の毎日新聞に載った記事だ。筆者は筆者。つまり、私。当時、製薬業界を担当していて、社会現象にもなったこの製品のヒットぶりを目の当《ま》たり《あ》にしたものだ。

早くも翌月には、「今年度の目標あっさり突破」という記事を書いている。結局、年度内、つまり発売から10ヵ月弱で売り上げた額は300億円に。当時のアメリカ市場の年間売り上げのなんと2倍である。世界全体の年間売り上げをもしのぐスーパーヒットとなったのだ。改めて、日本人男性の髪に対するこだわりというか、執念のようなものに驚かされる。

ただ、「爆発的に売れた後は減速するのが発毛剤の常」(大正製薬[5])とか。その後の売り上げは徐々に減り、2009年にはミノキシジルの配合が5倍になった「リアップX5」の国内販売も始まったが、13年度の売り上げ(リアップシリーズ全体)は156億円。とはいっても、未《いま》だに根強い人気ではある。

次にセンセーションが巻き起こったのは、飲む発毛剤「プロペシア」が国内で解禁された2005年末だ。この時も、厚生労働省の承認後、問い合わせが殺到し、出荷体制が整わずに発売が1ヵ月ほど遅れた。

それでも、センセーションの大きくなりすぎはよろしくない、と厚生労働省がPR抑制を働きかけたので、出だしはそれほど爆発的じゃなかったようだ。

勢い付いたのは、爆笑問題のコマーシャルがテレビ放映され始めてから。「抜け毛が増えたと感じたら、それ、お医者さんに相談だ」。で、お医者さんに行く人が増えた。

最近では、薄毛はプロペシアの対象となっている男性型脱毛症だけじゃないよ、と対抗アピールするサロン業者も出てきて、競争はますます激しくなっているようだ。

5　2000年5月19日、毎日新聞

投資の選択

ガイドラインで「強く勧める」の判定を受けたミノキシジルとフィナステリドだけど、髪に働きかけるメカニズムは全く違う。リアップの成分、ミノキシジルは、頭皮の血管を拡張させて発毛を促《うなが》すが、フィナステリドは脱毛の原因となる男性ホルモンの一種、ジヒドロテストステロンを作る酵素の働きを抑えることで、薄く細くなった毛を太くする。

じゃあ、「強く勧められる」の太鼓判を押された2つの費用は、というと、一ヵ月あたり、ミノキシジル5％配合の「リアップX5」（一日2回塗布《とふ》）が7000円台、一日1錠を飲むプロペシアが病院での診療費も含め1万円前後。他のハゲ対策に比べるとかなり安い。

とはいっても、ずーっと使い続けるとなると、決して楽じゃない。かなり〝効く〟とはいえ、「絶対」はない。ミノキシジルは発毛が得意で、フィナステリドは育毛が強い（「日経トレンディ」2009年7月号）。だから、両方使う、という人も結構いるようだ。というか、できるものなら使いたくなるだろう。お医者さんから「一番いいのは併用です」なんて言われたら、やらないわけにもいくまい。ちょっとやそっとの金額に、フサフサになりたい欲求は負けたりしないのだ。

2つ合わせたら当然、そこそこのお値段になる。月1万7000円として、年間20万円超。10年なら200万円。30年なら600万円。さらに、日々のケア用にシャンプー、コンディショナー、頭皮マッサージ用のもろもろの対策も欲しいところである。

いずれにしても、なければ生活に直接的な支障が出るというわけじゃない、この人体の一部を何とか維持しようとすれば、相当な投資が必要、ということだ。

これは本人の選択の問題だから、他人がとやかく言う必要はない。周囲を欺いている罪悪感というか恥ずかしさに加え、「バレたらどうしよう」「もしかして、バレてるのかな」という不安感が付きまとうカツラに比べたら、発毛剤、育毛剤の類《たぐい》は、精神的ハードルが低いかもしれない。

特にお医者さんに処方してもらうフィナステリドは、医学的な後《うし》ろ盾《だて》を感じ、安心感も得られそうだ。

ただ、すべての対策に効果の保証はない。いったんお薬をやめたら、元の姿に戻る。対策を自信や楽しみに変えられる、という人には意味ある投資と言えそうだけど、これだけお金を使い、さらに毎日、毎朝、鏡でチェックを何十年、というのって、どうだろう。余計なお世話だというのは重々承知のうえではあるけれど、やはり、「そんなに気にするくらいなら」って言ってあげたくなる。そう、ボウズにしよう！

みんなのチカラ

日本でハゲ対策に関する総合的、客観的ガイドラインなるものができたのは、つい最近のことだ。日本皮膚科学会が毛髪科学研究会といっしょに作業を始めた。発表されたのは２０１０年である。遅い。

これと世界最大と言っていい市場ができたことには、どうも関係がありそうだ。背景には、大きく次の３つがあると考える。

①周囲の目を気にし、同質なものになろうとする傾向、ならなければいけないという社会的な圧力が特に強い日本人男性社会
②売ろうとする側からの一方的な情報過多に対して、悩める側が情報を共有したり、組織化されたりすることが稀《まれ》
③科学的な情報提供の不足

この３点だ。

日本皮膚科学会のガイドラインは、3番目の問題に対応した取り組みだった。ガイドライン作りの背景としてこんなことが書かれている。

「皮膚科医の立場からは無効といえる科学的根拠に基づかない治療法が社会的に横行し、無効な治療法を漫然と続ける患者も少なくない[6)]」

これに対し、アメリカでは、ハゲの防止や治療について、「消費者」の立場から情報を提供する組織がある。その代表例がアメリカン・ヘアロス・アソシエーション（ＡＨＬＡ）だ。

髪を失うということは、その人の生活や精神面にとても大きな影響を及ぼす。一方、アメリカ人が脱毛対策に使っているお金は年間35億ドル（約３５００億円）とも言われるのに、売り出されている製品・サービスの99％がまったく効果なし、という現実。そこで、やっぱり教育、啓発活動だよね、と生まれた組織である。

男性、女性、子ども、のあらゆる脱毛、薄毛について、情報を提供している。原因や治療法の紹介だけでなく、発毛・脱毛のメカニズムに関する教材、治療や移植の最前線や将来像など、盛りだくさんだ。

6　日皮会誌：１２０（５）２０１０

さらに、ハゲで悩む人同士が自由に意見交換するネット上のフォーラム（井戸端《いどばた》会議場）も用意している。ちょっとのぞいてみると、盛り上がった話題にこんなものがあった。

「シェイブド・ヘッドとコーム・オーバーの違いは何か」

シェイブド・ヘッドとは、エイヤッと丸坊主に剃《そ》ってしまった頭だ。一方のコーム・オーバーというのは、バーコードのイメージである。片側を長く伸ばし、その髪をよいしょっと櫛《くし》（コーム）で持ち上げて、頭頂部のハゲをカバーし、反対側に持っていくおなじみのスタイルだ。

ハゲを否認する行為であるコーム・オーバーに対し、シェイブドは堂々とそれをさらし、肯定するものだから、この2つは全然違うようだけど、剃ってハゲを目立たなくしよう、つまりハゲを隠したいという意味では、根底にある動機が同じなのではないか。そんな議論だった。

他にも、「結婚してしまえば、ハゲは問題にならないものか」「どの時点で人間はハゲ始めたと知ることができるのか」「プロペシアを使い始めたら、頭皮が脂っぽくなってきたのだが」「30歳前に植毛手術はしないほうがいいって本当？」……。仲間から寄せられる疑問や悩みに、連日、真剣な討論やアドバイス提供が盛んに行われていた。

そのAHLAを創ったのは、スペンサー・コブレンさんで、「ボールド・トゥルース」（明らかな真実）というハゲネタを中心としたラジオ・トークショーもやっている。同じタイトルの本も書いている人だ。

イギリスにも、子どもや女性を含むあらゆる人の脱毛について、情報提供したり、イベントを企画したりする慈善団体（Alopecia UK など）があり、国営の医療サービスを取りしきるＮＨＳ（国民保健サービス）が参加を促したりしている。

ハゲの人はハゲが恥ずかしいから、独りで悩むことが多い。他人と広く情報を交換しにくい。だから、ますます科学的な裏付けのない宣伝に影響されがちだ。

日本でももっと、ハゲは公《おおやけ》になったほうがいい。ハゲについて前向きに語れるだけでなく、インチキ商法を撃退するスクラムにもなる。

ご提案

で、やっぱり余計なお世話ながら、ご提案だ。

抜けていく一方の髪が気になって仕方なくて、何かしたいという人であれば、頭髪を剃ってしまうのが、いい。自分でスキンヘッドにするのが一番安上がりだ。

でも、それに抵抗があるのなら、床屋さんで短かーく、刈ってもらう。それもいっぺんに髪型が変わることへの抵抗とかあれば、薄くなっている所以外を少しずつ短くしていく。途中でいやになれば、やめたらいいだけ。

ところで、アメリカのカミソリメーカー、ジレットのホームページに、ユーモアいっぱいのカミソリ「使用法」が、動画で紹介されているのを見たことがある。体のさまざまなパーツにある毛を、どうやって上手に剃るか、という指南《しなん》なのだけど、頭の剃り方編では、まず、頭を芝生にたとえたアニメーションが登場。そして、こう語りかける。「芝生にハゲたスポットがあったら、（全体を）芝刈りしましょうね」。つまり、ない部分を目立たなくする最良の方法は、周囲の芝生を伸ばすことではなく、刈ってしまうこと、ってメッセージだ。頭もいっしょ。もちろん、草のある箇所とない箇所のコントラストを楽しみたい、という人はそうしても全然ＯＫ。だけど、第４章で紹介した、アメリカのマンズ先生が行った実験結果も思い出してほしい。

ただ、ボウズの髪型に変化をつけるのはなかなか至難《しなん》の業《わざ》である。そんな人は、ファッションとしてカツラを活用してみたら。つまり、ハゲを隠すトゥーペイ（ヅラ）ではなく、ファッション、変身を楽しむアイテムとしてのウィッグの発想だ。日常は潔《いさぎよ》くボウズ頭で凛《りん》と。で、服装やシチュエーションによって、それほど高価でないファッション・ウィッグを楽しむという発想だ。カツラもバリエーションの一つととらえるのである。

そこにはもう悲愴感はない。バレても全然構わないのである。もちろん、スペアを用意する必要も、定期的にサロンでチェックしてもらったり、劣化したものを慌てて新調する必要もなし。むしろ、周囲のリアクションを楽しむ余裕さえ、持てそう。

いろいろな髪型をお手頃なお値段で。カツラメーカーさんには、男性用（もちろん女性用も）の楽しむウィッグをたくさん提案してもらいたい。医療用のニーズに応えたり、芸術的な要素を高めたりするという役目を担《にな》う大事な業界なのだ。

ところで、ものすごく余談だけど、アベノミクスと〝ハゲノミクス〟にはちょっとした共通点がある。どちらも、人の「心理」に働きかけようというもの。インフレになると信じたらデフレから脱却できるというアベノミクスに、何もしなかったらハゲはどんどん進む、という不安心理に訴えかけるハゲノミクス。両者とも、たくさんのキャッシュを必要とするし、実態とかけ離れた姿（アベノミクスはバブル的活況でハゲノミクスは髪のある状態）を目指している。いったん対策をとり始めたら、なかなかやめられない、「出口」がない、という点もそっくりだったりして。

さて、それぞれの結末は……。

第7章　ボウズファッション

別の投資先

先にご紹介した、カミソリメーカー、ジレット社の動画。「芝生がハゲて地肌が覗《のぞ》いている場所があったら、芝生（全体）を刈ろう」という、ユーモアいっぱいのボウズの勧めだけど、さらにこんなナレーションもある。「お金は床屋さんで使うより、ほかにいい使い場所があるよ」

もちろん、床屋さんへの営業妨害ではない。カミソリメーカーならではのジョーク。自分で剃《そ》って散髪代が浮いた分、ほかで楽しいことに使えるでしょう、というメッセージである。

散髪代どころか、一生で何百万円、何千万円ものお金がかかる発毛剤に植毛手術にカツラ。しかも、それだけ使っても、気になって、気になってというのは、確かにものすごくもったいない。

ベルルスコーニさんのような大金持ちは別として、普通のサラリーマンであれば、巨額のハゲ対策投資は通常、他の投資を犠牲《ぎせい》にしたものだ。そっちにあれだけ使っちゃったら、スーツやシャツや時計や靴に使うお金は残らない。本やいろいろなスクールやジムや趣味に回すお金も限られるだろう。外見、中身とも、もっと輝かせられる投資があるというのに。

彼女にプレゼントしたり、オシャレなお店でディナーを楽しんだり。いくらパーフェクトな頭

（の表面）を手に入れたとしても、ほかが貧《まず》しかったら、何のための投資？　って、つい思ってしまう。

アメリカで、消費者の利益や権利を守る強い味方として活躍してきた情報誌「コンシューマー・リポート」。１９３６年から続く権威である。製品やサービスをいろんな角度から比較した情報を提供している。安全上問題があるとか、消費者にとって有害だとみられる物などに対しては、規制するよう政府に圧力をかけたりもする。

その「コンシューマー・リポート」のビデオクリップにこんな〝提案〟があった。フィナステリドやミノキシジル、そしてハゲを隠してくれるカツラもあるけれど、ブルース・ウィリスさんのような選択肢もあるよ、と。剃って、オシャレして、体を鍛《きた》える、だ。

ハゲのオシャレ

ハゲになると不恰好《ぶかっこう》で、モテなくなる、とハゲの男性は一般的に信じているようだ。

だけど、それは正しくない。

最近、ガンの治療を受けている先輩に会った。男性だ。抗ガン剤の影響で髪がなくなったらしく、帽子を被って登場した。ニット風のやわらかいキャップだった。そして、それまで見たこともない、オシャレでカジュアルなストールをシャツの上にさらっと巻いていた。

本人は、髪の毛がなくなった姿をとても気にしている様子だったけれど、他人の目には圧倒的に今のほうが素敵。全然、典型的なオヤジっぽくない（悪いけれど、前はオヤジだった）。

そんな感想をお話しすると、というか、ストレートに、「もう髪、生《は》やさないほうが良さそうですよ」と言ってしまったら、「髪ないと、こういうのしなきゃバランス悪いんだよね」って。ちょっと恥ずかしそうにストールをいじりながらつぶやいた。

奥さんの応援も当然あるのだろうけれど、髪がなくなったのを他のアイテムでカバーしようとすると、こんなにも全体が変わるものなのね、と正直、驚いた。今まで恐らく気にしなかった体の部分や全体のバランスに気をつけたり、スタイルに工夫したりするようになった、そして、そのことが伝わってくるから、きっとオシャレに見えるのだ。

すでに紹介した「ニューヨーク・タイムズ」紙のファッション欄に載ったダニエル・ジョーンズさんの記事は、ボウズのオシャレも指南《しなん》している（というか、ファッション&スタイル欄なので、これがメーンのテーマだ）。こんな具合である――。


ツルツルになったら、さあ次は飾り付け。（中略）。あなたの体格や職業によって選択肢がいくつかある。建築家風のイメージなら、デザイナーズブランドのオシャレなメガネをかけよう。短めのアゴヒゲがあってもいい。ミュージシャン、アーティストタイプは、ピアスとかタトゥーで個性をアピール。アスリートタイプにはゴテゴテした飾りはいらない。完璧なボディーが最大の武器だ。体にフィットしたTシャツとスポーティーなサングラスで完成！

若干、日本人ではどうかな、という記述もあるけれど、ベリーショートもスキンヘッドも、髪がないお陰で、意外にもファッションのバリエーションが広がる。楽しみ始めたら、きっとハゲの部分だけを鏡で見ていた頃の自分が信じられないくらい、オシャレが楽しくなるはずだ。

まず、ジョーンズさんも言うように、ぜひ取り入れてもらいたいのがアイウエア、つまりメガネやサングラスだ。服に合わせていろいろなフレームを楽しめる。メガネはセルフレームのヨーロピアンなタイプが合う。髪があるとごちゃごちゃしてしまうけれど、ないと結構遊びのあるタイプでも、すっきりで、うるさくならない。

そしてこれも意外なことに、スーツが合うのである。サングラスといっしょにキメたら最高だ。ポイントは、恥ずかしがらないこと。それから、靴にもちょっと気を配《くば》るといい。上級者になれば、時計やリング、カフスボタンやカバンといった小物にもこだわりたい。

ネクタイもかなり派手めで大丈夫だ。というか地味めだと、たいていは貧相になってしまう。アクセントを胸元に持っていくことで、目線を頭からそらす効果も。

カジュアルな時は、ストールでさりげなく遊んでほしい。これも、恥ずかしがらない、が肝心。

最後に、個人的にはぜひとも、ファッションアイテムとしてもっと市民権を得てほしいと願っているものがある。帽子だ。

帽子の復権にも一役

当然ながら、髪の毛は意味があるから人間の頭に生えている。摩擦やぶつかった時のショックから頭を守る。紫外線が直接、頭皮を攻撃するのをカバーする。汗が流れ落ちるのを止めたり、頭皮が熱すぎたり、冷えすぎたりするのを調節する、などなど。

ボウズになると、こうした役目が失われる。そこで帽子。失われた髪の埋め合わせをしてくれる。

でもそれだけじゃない。帽子は髪のある人よりボウズ頭のほうがむしろ似合うのだ。毛のない頭を隠す守りの道具、というよりは、オシャレに見せてくれる攻めの武器である。中途半端《ちゅうとはんぱ》な髪が帽子からはみ出てこないから、シルエットがより美しくなる。

ところで、帽子はかつて西洋の社会では、必ずなければならないアイテムだった。帽子を被らずに外出することは、裸で出かけることと同じ、みたいに思われていた。それが、どうして表舞台から消えてしまったのだろう。

英BBCのウェブサイトにある「マガジン」の記事[1)]によれば、欧米人男性の間で帽子の存在感が薄れていったのは1960年代のことなのだとか。若者が長髪になったこと、そして所得が上がって車に乗る人が増えたことなどが背景にあるらしい。その昔、帽子は多少の雨から頭を守ってくれる役目を果たしていたけれど、車ならもう濡《ぬ》れる心配がない、ということみたいだ。

別の根強い説もある。アメリカのジョン・F・ケネディー大統領が、男性の帽子習慣を終わらせた、というもの。ケネディーさん以前のアメリカ大統領は、就任式にシルクハット姿で臨んだ。ところが、1961年に就任したケネディー大統領は、シルクハットを持っては行ったようなのだけど、式典で被ることをしなかった。これがハット否定ということで、彼のカリスマ性も手伝い、帽子習慣に大打撃となった、との説である。

1　What makes a man wear a hat?, by Stephen Dowling, *BBC News Magazine*, 6.1.2009

確かに彼以前の大統領に比べ、ケネディーさんは若く、はつらつとしていると同時に、自由な雰囲気をまとっていた。形式ばったものから、カジュアルへの転換と言ってもいい。カジュアルでありながら、内に秘めた自信がみなぎる、というやつである。とたんに、「帽子＝古臭い、前の時代の象徴」になってしまった。ファッション・アイコンにもなったケネディーさんのスタイルに国民が続いた。

つまり、「ケネディー＝クール」「ケネディーが却下《きゃっか》した帽子や3つボタンのスーツ＝クールじゃない」。そんなパターンがケネディー旋風《せんぷう》といっしょに広がった。[2]

被り慣れればいいだけ

さらに時代が重なった。

かつての帽子は産業化社会を映し出したもの、という考え方もある。いろんなタイプの帽子はそれを被る人ごとに違った。農民の帽子、工場労働者の帽子、銀行家の帽子、芸術家の帽子。それぞれだ。「階級」というネガティブなイメージではなく、それぞれの職業の専門性、特殊性の

2　The lessons of J.F.K. : The cool factor, by Kate Betts, *Time*, 6.21.2007

象徴、誇り、帰属意識と言ったほうがいいかもしれない。

ところが、産業化社会から個人中心の消費者社会、コンシューマーリズムへと時代がシフトした。消費者主義の社会では、個人の生活が重視されて、職業は職人技が要求される一生ものというより、自由に変えることができる一時的なもの、に変わった。それに伴《ともな》って、帽子も消えてゆき、その時代の転換期にケネディーさんの登場が重なった。そんな解説を、カルチャーを紹介するオンライン・マガジン「ヴァイス（Vice）」上でミュージシャンのイアン・スヴェノニアスさんがしていた。[3)]

だけど、今の世の中はまた別の意味で自由だ。以前、どんな職業の人が被っていたかは関係なく、単にファッション上の選択でいろいろ手に取ることができる。

少々値のはる帽子でも、毎月の発毛剤や育毛サロン、カツラに比べたら案外安い。しかも頭のサイズは年齢とともにそう変わるものでもないから、長く楽しめる。せっかく今の世の中に生まれたのだ。楽しまない手はない。

私も帽子をよく被る。以前より女性用もオシャレなデザインが増えてきていて、お手頃なお値

3　The return of the hat, by Ian Svenonius, *Vice*, 3. 1.2010

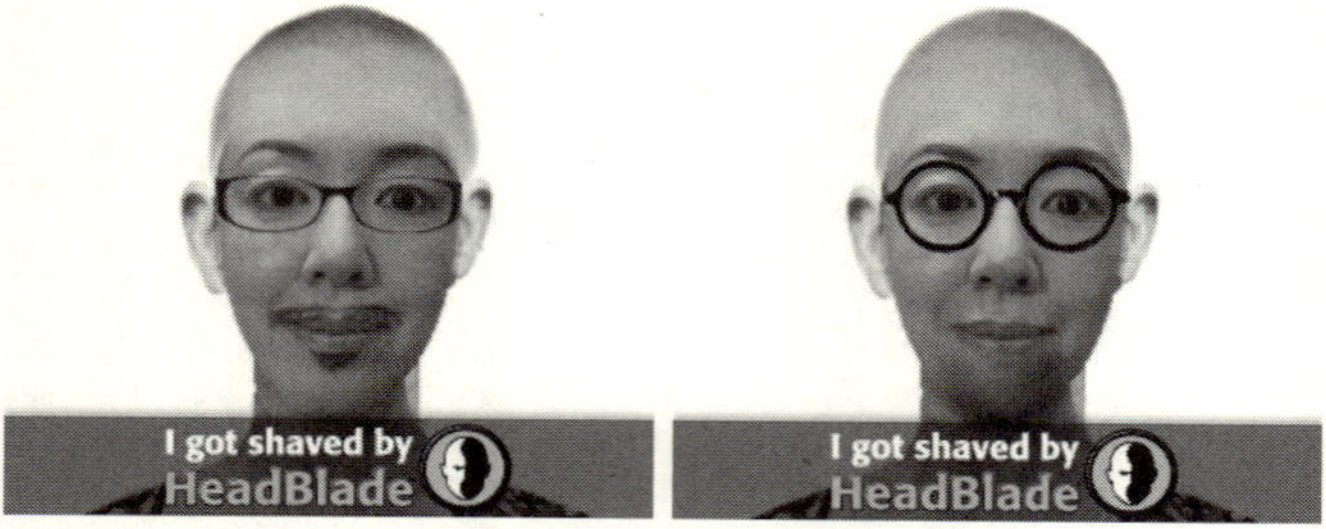

ヘッドブレード社提供のアプリ「ShaveMyHead」で自分をモデルに試してみたら……

段でいろいろ選べるのが、うれしい。

周りの人にもよく勧めたりするけれど、決まって返ってくるのは「似合わなくて」。でもそれは思い込みであることが多い。単に被り慣れていないだけなのだ。

私が気軽に帽子を被れるのは、母親のお陰で子どもの頃から被り慣れていたから、に過ぎない。昔はみんな被っていたのである。みんな被り慣れたらしっくりくるはず。

そして、ボウズスタイルに恐らく何よりも大事なのが、姿勢と健康的な体。背筋をピンと伸ばし、体を鍛えよう。程よく筋肉がついて、引き締まった体は、何を着ても魅力的に見えるものだ。

ところで、いきなりボウズやスキンヘッドにするのは、やはり勇気が要ると思う。剃ってしまったら、全く髪の毛がなくなってしまったら、俺っていったいどんな姿になるのだろう!? 不安に思う気持ちはわかる。

そういう人に、ちょっとだけ役立ちそうなアプリがあった。アメリカで画期的な坊主頭用レーザー（カミソリ）を開発したトッド・グリーンさんの会社、ヘッドブレード社提供のアプリ「ShaveMyHead」。自分の顔写真をｉＰｈｏｎｅで撮って、その画面に、いくつか用意されているボウズ頭を重ねてみる。頭の肌色や大きさは顔に合わせて調整可能だ。

さらに親切なことに、メガネやヒゲ、そして耳の形も数種類から選べる。私も試しにやってみた。自分では、そう悪くないと思ったのだけど……。

ファッション誌の責任

言うまでもないことだが、ファッション誌の役目は大きい。昔は若い女性向けと50代以上の奥様向けぐらいしかなかった気がするファッション誌だけれど、今は10代、20代、30代、40代、50代と年代で細分化されただけでなく、女性のライフスタイル、例えば子どもがいるかとか、その人のタイプ、例えばコンサバ系か、かわいい系か、ゴージャス&セクシー系か、などでも分かれている。

そういう多種多様さは最初、女性向け中心だったけれど、最近では男性用も、人生のステージ別にそれぞれ用意されている。出版社も大変だ。

でも、そこで思うことがある。日本人男性の3割がハゲているというのに、どうしてファッション誌でイケてるハゲ頭、ボウズスタイルのモデルを見かけないの？　なぜ「GQ」のパワフルハゲ・トップ100みたいな企画をやってくれないのだろう？

ファッションの世界はある意味で虚構《きょこう》。もちろんモデルは実在する人ばかりだけど、東海道新幹線「のぞみ」の1号車から16号車まで見回っても、まず出会いそうにない、人間離れしたような美しい男性ばかりが登場する。

女性向けファッション誌も、現実離れしているところはもちろん、ある。モデルさんに太った人はまずいない。普通の体型の人さえいない。ただ、女性誌のほうが、まだ現実に正面から向き合っている気がする。何を食べたら美しい体型に近づく。どういう運動をしたらお腹ポッコリが解消する。どんな着方をしたらすっきり見える。エイジングとどう向き合う、などなど。

一方、ファッション系の男性誌はどうだろう？　ハゲの現実をどれだけ直視している？　まるで20代、30代、40代にハゲなど存在しない、と主張している感じになっていないだろうか。最近のキレイ清潔ブームの中で、頭皮の健康、みたいな記事は見かけるけれど、ハゲ始めた人はどういうオシャレをしたらいい？　といった問いかけに答えてくれそうなプレゼンテーションはほとんどない気がする。

それが、いわゆるオジサンがよく読む週刊誌になると、途端《とたん》に広告も記事もハゲ情報満載に変わる。このギャップはいったい？

そんな中でも、ようやく希望の光が見え始めたかもしれない。今のところ、まだ「ちょいワルおやじ」で有名になった「LEON」くらいのようだけれど、堂々たるハゲが誌面に格好よく登場するようになった。モデルさんは外国人だけど、余裕さえ見せている〝ハゲワルおやじ〟たちがなかなかいい。

例えば、こういう企画があった。昼間デートはテラスのあるレストランで青空の下、シャンパンなんてどお？　というもので、オシャレにグラスを傾けているのは、ピカピカ頭のおじさん。といっても、ベーシックなジャケット、ダークカラーのカットソー風インナーに、派手なオレンジを基調にしたペイズリー柄《がら》のスカーフを巻いて、なかなかステキだ。別のショットでも、アクセントは柄物のストールだった。

さらに、中高年男性の髪を特集に取り上げる号まで出てきた。「最旬　これがオヤジの『髪ワザ』」がタイトルだ（2013年9月号）。歳を重ねるにつれ、どういう髪型がキマるようになるか、という趣旨なのだけど、画期的《かっき》と言えるのは、多くのオヤジが直面する薄毛と白髪をしっかり扱っていたことだ。「番外編」としてではあったものの、見出しはズバリ、「〝ハゲ〟と〝白髪〟は活かしてナンボ！」。そして、「むしろとっても稀少《きしょう》なアドバンテージです」とある。大賛成だ。

「キャラ立ちサングラスは強力な助っ人なんです」とサングラスを勧めたり、いきなりスキンヘッドはね、という人向けに、髪の「うっすらちょい残し」（ヒゲと連続させるような形で髪をほんの少しだけ残す感じに短く刈るスタイル）を提案したりしている。

ページ中央には、大きくアルファベットの大文字で、BALDNESSとあり、その上には［ハゲ］の訳。逃げ隠れしていない編集だ。そしてツルツル頭に黒のサングラス、白いものの混じった無精《ぶしょう》ヒゲが素敵なモデルさん。〝BALDNESS〟の下にはこう書かれてあった。我が意を得たり、とはまさにこのこと、と思ったのでご紹介すると——。


気になりだしたら潔《いさぎよ》く剃るのがイタオヤの定番的なスタンス。ヒゲやサングラスでセクシーな雰囲気や大人ならではの貫禄《かんろく》をどうやって漂《ただよ》わせるかがセンスの見せドコロです。


若造たちよ、まいったか、と言わんばかりで小気味良い。

こういう企画をぜひもっと増やしてもらいたい。そして、できたら、日本人など東洋人のモデルさんで、イケてるハゲワルおやじを紹介してほしい。

「ＬＥＯＮ」以外でも、一部のファッション雑誌で、街角スナップや「この人の生き方が素敵」みたいな特集に取り上げられる、その道のプロたちの姿に、ボウズやハゲの男性を発見する機会が、最近増えてきた気もする。ちょっとずつだけど、前進。

第8章　ハゲのリアル

Mr.ボウズに聞いてみる!

最近は日本でも、街で坊主頭にした人を見かけるようになった。若い人が案外いる。とはいえ、外国に比べたら、まだまだ少数派。最近、スカンジナビア航空に乗ったら、客室乗務員のうち2人が、見事なボウズだった。日本航空とか全日空の機内で、恐らくまだ見かけることのない光景だろう。

「ブルース・ウィリスみたいな外国人だとキマるかもしれないけど、日本人はね」という声も聞く。

とんでもない。日本人だからダメというのは先入観以外の何ものでもない。そこで、イケメンボウズを直撃してみた。

スキンヘッドの鉄人

1人目は、和歌山県在住の弁護士、藤井幹雄《ふじいみきお》さんだ。1960年11月生まれで、ボウズ歴は25年を超える。トライアスロンと宮古島をこよなく愛する鉄人スキンヘッド。和歌山市内の法律事務所を訪ねた。

見事なツルツルである。181センチの長身にがっしりとした体つき。トライアスロンで鍛《きた》えているから胸板も厚く、首がしっかりでたくましい。日本人は坊主頭が似合わないという説が万一正しいとすれば、それはもしかして首が細く、胸も薄いからではないかな、と思った。決して、西洋人と違う頭の形や顔立ちのせいではないのだ。

スポーツマンなので面倒くさくて剃《そ》ってしまったのかと思いながら、藤井さんにきっかけを聞くと——。

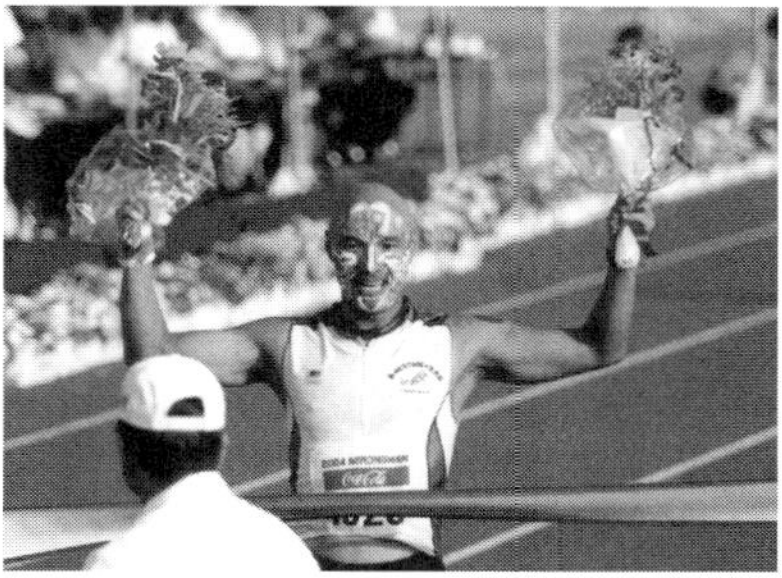

トライアスロンと宮古島を愛する弁護士・藤井幹雄さん。2004年4月25日、第20回全日本トライアスロン宮古島大会にて（写真提供：藤井幹雄氏）

「24歳で大学（東京大学）を卒業し、司法試験浪人をやっていた頃です。彼女はいないし、（頭の薄い）親を見てたら、この辺が気になってくるし、うじうじ、うじうじ考えていたのがもう、途中で嫌になったんですね」

そんなに若い頃から悩んでいたのか。驚いていたら、

「男が悩むのって、みんなその頃じゃないですか。今から考えたら、どうでもいいことなんですけど」と笑った。

論文試験が終わった夏、和歌山の実家に帰ってきて、

「よし、ボウズにするぞ！」と1週間ほど、周囲に宣言しまくった。

「1回目は勇気が要りましたよね」

最初は床屋さんで丸坊主にしてもらったそうだ。その後は今日まで、毎日、ヒゲを剃るのといっしょに頭も自分で剃っている。使っているのは普通のT字型カミソリだ。

頭をボウズにして一番良かったことは？

「とにかく精神的にスカッとしましたね。それまでうじうじ考えていたのが、いったい何だったのかと」

とはいえ、1985年当時、日本でスキンヘッドはとても珍しかった。電車に乗っていると視線を感じた。友人の結婚式に招かれた時は、さすがに「せっかくのめでたい席をつぶしちゃだめだと思って」、その日のためにカツラを作ったそうだ。

実は司法試験の口述試験に臨んだ時、坊主頭に加え、ベージュのスーツ姿で出かけた。いくらなんでも、と思うが、「それしか持っていなかった」らしい。

で、試験は不合格に。いでたちの影響がどれほどだったかはわからない。でも、万全を期すため、と2度目はカツラを被って行った。

今度は見事、合格。ただ、有り難いカツラもその後は1回だけの出番を除き、家の中のどこかに姿を隠したそうだ。その例外となった1回とは、司法修習の初日である。当時、司法の世界で果たしてスキンヘッドが受け入れられるか、100%自信がなかった。で、一応、被って行くことにした。

でも、やっぱり……。どこか偽《いつわ》っているようで、居心地悪かったのだろう。自己紹介の途中で、「実は」とカツラを外してみた。すると……。大ウケだった。

これはいけるんだ！　教官たちの反応を見てすっかり自信を持った。それ以来、スキンヘッド一筋である。

仕事への支障はない。むしろすぐに顔を覚えてもらえて便利。弁護士バッジがなくても、警察や裁判所などに出入りする際、「あ、この先生ね」と顔パスだ。

20世紀にはあった偏見

奥さんも子どもたちも、髪の毛のある藤井さんを知らない。丸坊主がパパ。

それにしても子どもに、恥ずかしいから学校の行事とか来ないで、なんて言われたりしなかったのだろうか。

「全く」。大都会と違い、近所の人たちがお互いをよく知っている環境だ。子どもの友達も、とつくに藤井さんのボウズに慣れている。だから、心配無用。

不便は、トライアスロンの最中に、頭から汗が流れてくることだ。汗を止めてくれるものがないから、そのまま顔に落ちてくる。あとは冬の寒さ。「寝る時に寒い。最初の冬はそれで風邪をひきましたから」。以来、冬に寝るとき、帽子は必需品である。

そんな藤井さんも、丸坊主にする前は、一応、ハゲ防止対策を試みたらしい。サロンにも通い、「当時としては結構、お金も使いました」。

でも、ボウズにしたお陰で、もうそんなお金はかからない。必要なのはカミソリだけ。「気にしなくなったら、楽ですね。目の前がさーっと」

ただ、世間はすぐに慣れてくれなかった。「20世紀のうちは、確かに偏見がありましたよ」と振り返る。

担当していた事件の関係でテレビに出演した際、キャスターだった久米宏《くめひろし》さんから、「変な弁護士さんでいらっしゃいますね」なんて、言われたそうだ。

でも、21世紀になったらずいぶん変わった気がするという。芸能人にもボウズ頭の人が増えた。

「(頭を剃ることが) やっと選択肢の一つとして認められるようになったんだと思います。以前は、『丸刈り校則反対』といった運動があったように、丸刈りは、管理とか、押し付けとかの悪いイメージでとらえられていました。嫌がる人に強制する、罰を与える、という制裁の意味も昔はありました。それが、長く伸ばしてもいいし、丸刈りにしてもいい、と選べるようになった」

「何事もやりすぎると、いろいろ言われるのが日本の社会ですよね。丸刈りぐらいならまだいいが、（スキンヘッドに）剃るところまでいくと、こいつ何してるんだ、と。それでも、最近は海老蔵さんとか、ああいうカッコいい人たちが出てきて、あ、結構いいじゃないか、と許容度が広がって、丸刈りからさらに一歩、となってきている気がしますね」

ところで、女性の反応はどうだったのだろう。「剃ったことで、モテなくなったとかはないですか」と尋ねると、「逆ですね」との答えが返ってきた。

本人の分析によれば、剃る前は、うじうじ悩んでいたのが表面に出ていて、それが女性から見ても魅力的じゃなかったのではないか、ということだ。頭のことばっかり気にしていたから、彼女もできなかった。ふっきれて堂々としたのがよかったのだろう。そういえば、丸坊主にしている男性には、背筋がすっと伸びている人が多い気もする。

毎年一度、トライアスロンで訪れる沖縄県の宮古島では、「スキンヘッドの鉄人」として有名だ。その頭だけでも十分目立つのに、派手なフェイスペイントで臨んだせいもあって、たちまち名物男になった。とにかく、明るく楽しんでいる。50歳を超えた今も、毎年、大会出場のため宮古島を訪れている。

超コンサバの中のボウズ

次に紹介するのは、日本銀行元理事の堀井《ほりい》昭成《あきなり》さん。退任後は民間シンクタンクの理事や企業の監査役などされている。

私が堀井さんに初めて会ったのは、25年ほど前のことだ。当時（30代半ば）から髪はなかったと印象だったが、間違いだった。写真を見せてもらうと、ちゃんとまだあった。その後の、髪がなくなってからのインパクトが強すぎたようだ。

再会したのが、それから6年ぐらいしてからだったと思う。堀井さんは日銀の課長さんをしていた。そしてその時には、もうほとんど髪はなかった。ご本人に尋ねると、今よりはあったそうなのだが、私の記憶の中で堀井さんの頭はいつも輝いている。

これまで会ったことのある日銀マンの中で、一番日銀マンっぽく見えない人と言ってもいい。堂々たるツルツルもその理由の一つだけれど、それ以外の見かけ（服装）も、ストレートな物言いも、声も、アメリカ人そのものみたいになめらかな英語も、とにかく一度会ったら忘れがたい強烈な個性の持ち主である。組織全体で、金融や経済の安定を支える、といったカルチャーいっぱいの日銀では、あまり個性を前面に出した人を見かけない。だからとにかく目立った。

日銀マンたちのファッションはコンサバというか、一般的に地味だ。最近では、特に若い人の間で、色付きや、ストライプのシャツを普通に見かけるけれど、15年ほど前はたいてい白いシャツで、ネクタイも記憶に残らない無難なものばかりだった。女性職員は、とてもオシャレとは言いがたいグレーの三つ揃《ぞろ》いの制服を着ていた。生地だけはよさそうなスーツだったが、その後廃止され、今は自由だ。行内はカラフルになった。

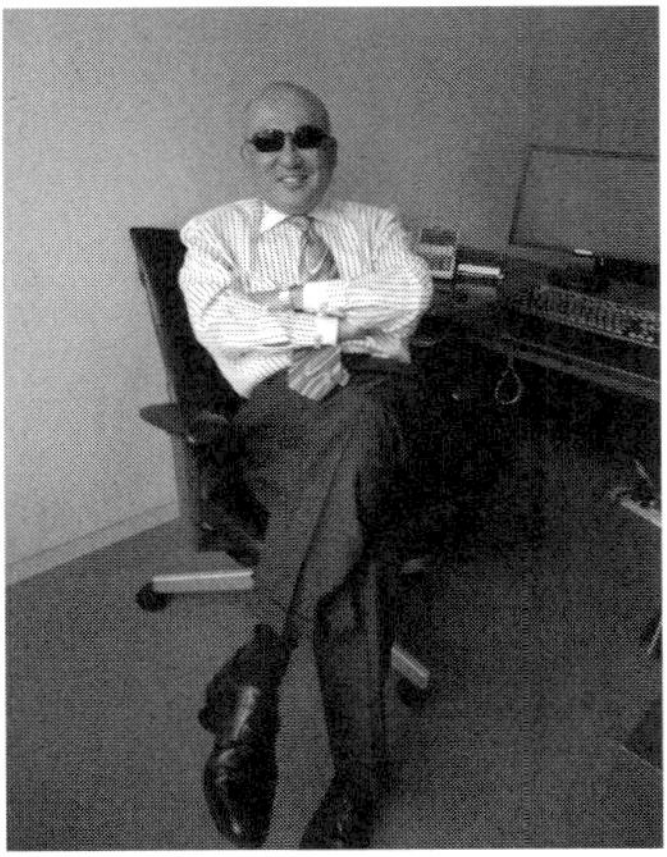

日本銀行元理事の堀井昭成さん。国際舞台で活躍してきたMr.ボウズ（著者撮影）

そんな職場で、例えばピンクのシャツに鮮やかなプリントのネクタイ、そしてカフスボタンがキラリ、のスタイルに出会うと、あれ、ここは日銀？　と驚く。堀井さんはそういう存在だった。

以前から、髪のことを話題にしたい誘惑があったのだけど、いつも経済とか金融のテーマで次から次へと会話が進み、時間がなくなって聞くことができなかった。

ついにチャンス到来。ようやく、いつからハゲていたんですか、と聞くことができた。

「学生時代は長髪だったんだよ」と堀井さん。証拠写真も見せてもらった。18歳ぐらいの時らしく、いい所のおぼっちゃま風に前髪が分けてあった。

なくなったのは40歳頃だったみたいだ。

カツラは一度も着けたことがないという。でも、30代の頃は発毛剤を使っていたって。当時、日本ではまだミノキシジル（リアップ）が発売されておらず、アメリカに出張するたびに、調達していたそうだ。

「でも、全然効かなかった」

それで、何もしないことにした。「ダメなもんはしょうがない。何のためにそこまで無理をして増やしたいのか意味がわからない」とキッパリ。

組織の中では際立ったはずだけど、いちいち気にするタイプではない。その堂々とした雰囲気のためだろう。まだ局長だった頃、日銀を訪ねてきたアメリカのジョン・スノー財務長官から、「ガバナー（総裁）」と呼びかけられたこともあったそうだ。ちなみに当時の本物のガバナーは福《ふく》井《い》俊彦《としひこ》さんで、堀井さんは16歳も年下。

名門ビジネススクール、ペンシルベニア大ウォートン・スクールの出身で、ニューヨーク勤務の経験もあり、国際局長、国際担当理事とグローバルな舞台で活躍してきた。

海外では異色の日本人と見られるというより、日系アメリカ人に思われがちなのだとか。確かに、アメリカで初めて会ったら、この人何人だろう？　と思うに違いない。日本人とわからず、しばらくはそのまま英語で話し込んでしまいそう。

堂々ハゲのブランド力

ところで、前述のスキンヘッド弁護士、藤井さんが自分で毎日、頭を剃っているのに対して、堀井さんは、マメに床屋さんに通っている。頭をよおーく見ると、耳上のサイドからバックにかけてぐるっと、極めて短い髪が覆《おお》っている。本当にわずか数ミリ。プロの技でとてもていねいに、でも自然に仕上げられている。西新宿の理容室店長で政治家髪型評論家、大平法正さんが見たら、とても高く評価してくれそう。

そんな堀井さんだが、最近、カツラも考えないではない、と打ち明けてくれた。え！　なんで今さら？

半分冗談だと思うけれど、とにかくどこにいても目立つので、ちょっと気付かれたくないような時、被ってみたい気持ちになるらしい。

例えばフランクフルトの空港にいたことを、職場の若手に目撃されていた。帰国後、「(いつい つ) フランクフルトにいたでしょ」と言われた。「見かけたんなら声かけてくれたらいいのに」と言うと、「いや、すごく遠くからだったんで、声かけられませんでした」って。相当、離れた所にいても、認識されてしまう。

帽子を被れば？

然《しか》り。帽子は実際よく被るそうだ。ハンチング帽の夏用、冬用、それにツバのある帽子や山高帽など10個以上、持っている。サングラスも10個ほどあるらしい。

でもスーツで帽子、サングラスとなると、かえって目立ってしまう恐れもある。

シルエットだけで発見される。それが潔《いさぎよ》い坊主頭のブランド力でもあり、ちょっとした悩みでもあるようだ。

268対10

さて、ここまでMr.ボウズの代表さんに登場してもらった。でもやはり例が少なくて「ホントに丸坊主やハゲでＯＫなのかしら」と疑われている方もあるかもしれない。客観的、科学的な調査ができたらよいのだけれど、毎日新聞やＮＨＫが「ハゲ」について世論調査で聞いてくれるとはあまり期待できそうにない。

その代わりと言っては何だが、参考になりそうな〝世論〟を見つけた。読売新聞のオンライン版に、「発言小町」という投稿欄がある。そこで「禿《は》げかカツラか」が取り上げられていたのだ。２０１１年11月21日となっている。相談者は45歳で婚活中の会社員「アキラさん」。現在カツラを使用中なのだが、お見合いを20回して全部断られたらしい。それでどうやらカツラがいけなかったのかと感じ始め、世の人々に「彼やダンナがハゲとカツラ、どっちがいい？」と意見を求めてきた、という次第みたい。

その回答を見て、びっくり。圧倒的にハゲ支持が多かったのだ。

中にはハゲ派なのかカツラ派なのか、その他なのか分類しづらいものもあったけれど、そこは独断で分けさせてもらった。といっても、独断の余地がないほど、とにかく圧倒的に「ハゲで何が悪い」という回答が多かった。

数えてみたところ、「ハゲ賛成」（とみられる、も含む）が２６８票、「カツラ賛成」（同）が10票。残り36票は「どちらでもいい」とか「見かけを気にしている段階でアウト」といったもので、「その他」と分類させてもらった。

ハゲ派の声で目立ったのは、「堂々と」「潔く」「いっそボウズに」「いっそスキンヘッドに」「清潔感が大事」「隠そうとしないことが大事」といった言葉だ。多かった意見を要約すれば、「ハゲていても、堂々としていることがむしろ魅力につながる。気になるなら短くカットするか潔く剃る。最悪なのはバーコード的な〝和ハゲ〟。オシャレに気を付けて、カッコいい〝イタリアハゲ〟を目指そう。カツラは本人が気付いていないだけで、周囲にはバレている。髪がなくなるのはどうしようもないが、体型は変えられるので、引き締まった体を作るのに頑張ったほうがよい——」こんな感じだろうか。おっしゃる通り！　うれしくなった。

全部、読んでもらうのが一番いいけれど（komachi.yomiuri.co.jp）、ここで一つだけ「ツナ」さんの答えを紹介させてもらいたい。

「かっこいい禿げはポイントが高い。短く刈り込んだり、服装もお洒落だと相当かっこいいです。男性は勘違いしがちですが、多くの女性が嫌がるのは、バーコードやかつらとか『必死に隠そうとしているハゲ』です。私の夫もハゲたら人生終わり、ぐらいの勢いで、頭皮ヘアに余念がありませんが、潔く晒《さら》したお洒落ハゲは、案外女性受けが良いことに、男性陣が気付いてないのが意外です。かつらはどんなに技術が発達しても『隠している』『そこに触れちゃいけない』という根底の事実が残念な雰囲気を醸し出してしまうんですよね。晒した方が断然いいです」

（2011年11月26日　ツナ）

一方、超少数派だったカツラ派。「お見合いは第一印象が大事だから、まずカツラで若々しいイメージを与え、付き合い始めて、そろそろいいかなという時になったら告白すると良い」といった意見がいくつかあった。

問いかけが「ハゲかカツラか」だったせいもあるのだろうが、増毛や植毛を勧める人もほとんどいなかった。アキラさんと同じように悩んでいる方、ぜひ参考にしてほしい。

第９章　ハゲと日本経済

残ったものを最大限生かせ

「失った機能を数えるな、残った機能を最大限生かせ」――。

パラリンピックの生みの親とされるイギリスの神経外科医、ルードウィッヒ・グットマン博士が車椅子生活者をこう励《はげ》まし、勇気付けたと伝えられる。今も障害者のリハビリテーションの基本哲学になっているそうだ。[1]日本のパラリンピック関係者の間でも有名。2020年のオリンピック、パラリンピック東京招致で多くの人々の心を打った佐藤真海《さとうまみ》さんのスピーチにも、こうあった。「大切なのは、私が持っているものであって、私が失ったものではないということを学びました」

突然、何？　と思われたかもしれない。実は、グットマン博士の言葉が投げかけるメッセージを、ぜひ薄毛で悩む人たちにも受け止めてほしいと願い、引用させてもらったというわけだ。

ハゲの問題と身体にハンディを抱えたアスリートたちの競演を一緒に語るなんてどうよ、と言われるかもしれない。確かに、髪を失ったせいで、スポーツ活動ができなくなる、といったこと

1　髙橋 明『障害者とスポーツ』岩波新書

は滅多《めった》にない。大相撲の力士が「まげ」を結《ゆ》えずに困ることはあるかもしれないけれど、たいていのスポーツは問題なしだ。むしろ、スポーツ刈りという言葉があるように、長い髪は運動の邪魔になるから、髪はないほうが便利というものだ。

でも、失われていく髪の毛を数えないで、自分が持っているもの、自分にしかないものに目を向けたら、外見上も内面的にも、もっと魅力的になれるはず、と強く信じている。

さらにこの精神は、薄毛の人やハンディを抱えたアスリートに対してだけでなく、もっと広く応用ができそうだ。

なくなっていくもの、乏《とぼ》しいもの、一般的にハンディとかマイナスだと考えられているものを、他の使い切れていない能力を最大限に発揮《はっき》することで克服《こくふく》する。むしろ乏しさを強みに変える――。そう、日本の企業や経済全般についても言えないだろうか。

毎日新聞にこんなコラムを書いたことがある。

タイトルは、「農業は横から縦に？[2]」。

シンガポールやアメリカで始まった、垂直農業（vertical farming）と呼ばれる新しい農法を

2　毎日新聞、「発信箱」２０１３年５月31日

紹介したものだ。横、つまり水平方向の面として、農地を拡げていっても、増え続ける地球の人口を満腹にさせられる生産量は、いずれ確保できなくなる。2013年7月時点で約72億人の世界人口は、2050年までに96億人に達すると予測されている。2100年には109億人だ。

途上国が経済発展するにつれて世界の肉の消費量は増え、人間が食べる穀物に加え、飼料用の穀物も、うんとたくさん作らなければならなくなる。野菜や果物だって生産を増やさないといけない。農地不足が深刻になる。森林をつぶして耕作地にすれば、地球温暖化をはじめ、いろいろ別の問題が出てくる。

一方で、人口の都会への集中が進み、2050年には、世界の7~8割もの人が都市部の住人になる、なんて予測もある。

ならば、と出てきたアイデアが、この垂直農業だ。消費地に近い都市近郊で生産する。当然土地が限られるから、どんどん上の方向に向かって農地を増やしていけばいいじゃないの、ということらしい。

例えば、野菜とかを棚にならべて栽培（水耕が一般的みたい）し、棚を何段も上に増やしていくのである。立体駐車場のイメージだ。米コロンビア大学のディクソン・デスポミエール教授が提案して注目された。

もちろん、これが数年のうちにポピュラーになるとは思えない。室内で作物を大量生産するのに必要な光や空調にはたくさんのエネルギーが要る。コストや技術、克服しなくてはいけない問題がまだまだいっぱい。

だけど、こうしたユニークな視点こそが大事なのだ。なくなっていくもの（この場合は新しい耕作地）に執着《しゅうちゃく》したり、一般的に不利だと信じられているだけのことを言い訳にして政府の支援を仰《あお》いだり、とかじゃなく、全く別の発想から克服しようとするアプローチである。縦型農業は、広大な農地に恵まれたアメリカではなく、土地は限られるけれど、生産技術や細やかな工夫が自慢の日本こそ、本来、率先《そっせん》して提案し、世界をあっと言わせてほしいアイデアなのだ。

コラムを書いたら、「農業のことなど全くわかっちゃいない」と読者の方からおしかりを受けた。

ごもっともな指摘だ。確かに当面は、今の農村で荒れ放題になった農地を生産者から借り上げて、まとまった広さに整え、効率よく生産できるよう努力する必要がある。垂直農業を日本に持ってくればバラ色というものでもないだろう。

ただ訴えてみたかったのは、発想の痛快さである。狭《せま》い固定観念にとらわれない、自由でユニークなアイデアの大事さ。30年先、50年先、さらにもっと将来に目線を据《す》えた斬新《ざんしん》な発想で競うようじゃなきゃ、活力は生まれないと思う。

日本の耕作地は狭い。細かく分割されていて、利害関係も複雑だから、効率よく生産できない。安い外国産と競争なんて、ひとたまりもなさそうだ。だから、できるだけ輸入は制限して。できるだけ、資金援助を。そんな、弱点や足りないものばかりに釘付《くぎ》けのアプローチでは、多分じり貧になるばかりだろう。

日本社会の高齢化や人口減少だって同じ。

今までの発想で、年金や医療にかかる費用と財源のことを考えたら、確かに暗くなりそう。でも、高齢化は全く新しい技術や市場を生む起爆剤や刺激にだってなる。せっかく日本が高齢化で世界の最先端を走っているのだから、それを強みに使わない手はない。この市場で成功すれば、これから高齢化社会の仲間入りをしてくる世界中の国々に、先端モデルをどんどん売り込んでいけるのである。

そう考えたら、なんて恵まれたポジション、ってなる。なのに、現実はどうだろう。

まだまだ多くの企業が、減る一方の若者消費者をターゲットにした製品やサービスの開発で熾《し》烈《れつ》な競争を繰り広げていない？　中高年とか高齢者向けというだけで、安全優先、簡単仕様、楽しさやクールさは度外視、みたいになってないだろうか？

高齢者といっても、これだけいるのだからいろいろで、一つの市場ととらえた段階で、もう間違いだ。年代も細分化されるし、男女もあるし、ライフスタイルとかも多様だ。

１９７０年代にトレンドを作った人たちは今、65～70歳。元気だし遊び心もあるし、オシャレにも敏感。しかもお金と時間を持っている。年寄り扱いしては失礼というものだし、何よりもったいない。

「シニア」とか、無理矢理の新しい呼び名をつけようとする発想もどうだろう。人口的にも経済力でも、彼らこそメーンの存在なのだから、その彼ら向けの製品なりサービスの開発に最大のエネルギーを注《そそ》ぐべきである。

特別なカテゴリーを作るのであれば、数が少なく経済力もまだまだの若手のほうに、「ジュニア」とか「エントリー世代」とか、何でもいいけど別扱いの名前を用意すればいい。そのほうが理にかなっている。例えば、だけど、日本の人口（13年10月現在）で、20～34歳が約２０７０万人なのに対し、60～74歳は約２５９６万人と、約５２５万人も多いのである。

子どもがたくさん生まれるようにする努力はもちろん大事。でも、若い人口が減っていく、税収も減る、やれ介護、やれ高齢者医療と、悩んでばかりいる頭からは、逆転の発想は起こりにくい。

自分がパッとしないのを、薄毛、ハゲのせいにする。そうじゃなく、薄毛、ハゲを気にしてばかりいるから、パッとしないのではないかしら。

同じように、自分の企業がパッとしないのを、デフレや国内人口減少や為替《かわせ》のせいにする。その途端《とたん》に、経営は思考停止状態となり、世界もうらやむような恵まれた環境——健康で長生きの国民、勤勉な労働者、平均的に高い学力、正確すぎるくらい正確で安定している公共サービス、治安のよさ、そして健康的で安く、おいしい食べ物などなど——のありがたみや社内に埋《う》もれた才能、人材、蓄積された技術を忘れ、使う術《すべ》を情熱いっぱいに考えたりすることがなくなるのである。

発想の転換で魅力アップ

ここで突然、スポーツに話題が飛ぶ。

NHKのBS1で放送されている、「勝利へのセオリー」という番組がおもしろい。元オリンピック陸上選手で今は指導者の為末大《ためすえだい》さんが、いろいろなスポーツの世界で、どうやって勝利が導かれたのかに切り込むドキュメンタリーだ。

ある時、日本の陸上男子400mリレーを取り上げていた。一般的に日本人選手は体格面から短距離走は向いていないと見られている。走るために生まれてきたと言わんばかりのジャマイカ人と並ぶと、走らなくても結果が見える感さえする。失礼だけど。

じゃあ、勝ち目はゼロなのか。

とんでもない。

２００８年の北京五輪で、日本チームは悲願のメダルを獲得した。日本人男子が陸上のトラック種目でメダルを獲るのは史上初。もちろん、黒人選手に比べ見劣りする体格を改造したわけじゃない。勝利へのカギは、バトンパスだった。一人ずつのタイムで勝てなくても、バトンパスでロスされる時間をできるだけ少なくする方法を徹底的に探り、「アンダーハンドパス」という結論に至《いた》った。お見事。体格という弱さがあったから、工夫と努力の末に得ることができた日本型パスである。

経済の世界でも、劣《おと》る点を見事にカバーした例が日本にはある。省エネだ。

70年代の石油危機以降、日本は原発への依存度も高めたけれど、同時にエネルギーを節約する技術を徹底的に磨いた。そして世界がうらやむ省エネ技術大国になったのだ。この技術は、今では産油国さえも注目している。貴重な石油資源を自分たちの子孫のため、輸出用にとっておこうと、できるだけ今、国内で使う量をセーブしたいのである。

もし、日本にある程度、原油や天然ガスがあったら、技術革新にあれほど取り組まなかったのではか？　２０１１年の事故後、国内の全原発が止まっても、危機的な電力不足にならなかった背景の一つに、長年培《つちか》ってきた省エネの土台があったと思う。

もしも、高い代価を払って、国外の資源獲得に徹底して執着していたら、省エネ技術が伸びることもなく、原発停止を機に経済が機能不全に陥《おちい》っていたかもしれない。

飛躍しすぎたけれど、この本を通じて一番問いかけたかったことは、「足りないもの」に恋々《れんれん》とせず、発想を転換して魅力をアップする——である。

最後にもう一つ、お気に入りの言葉を。

Making the most of nothing.

直訳したら、「無」を最大限活かせ！

先にご紹介した、「ニューヨーク・タイムズ」紙の記事の見出しだ。ダニエル・ジョーンズさんがボウズを楽しむファッションアドバイスをしていた記事である。ここでいう nothing ＝無とは、髪がないこと、つまりハゲを指している。持っていないということ、乏しいこと、失っていくもの、そういう現実を最大限、プラスに転換し、楽しみなさい、ということだ。

ハゲも日本経済も、これでいきましょ。

（おしまい）

おわりに

生まれて初めて書く本のテーマが「ハゲ」になるとは、全く想像もしなかった。でも何はともあれ、ここまでお付き合いくださった読者のみなさま、ありがとうございます。

書いている間、男の人を見たら、顔より何より先に頭を見る癖がしっかりついた。東京の大手《おおて》町《まち》駅で、丸ノ内線から東西線に乗り換える長い通路を歩きながら、何人の坊主頭とすれ違うか、数えたこともあった。無意識のうちに、つい観察してしまっていることもしばしばで、不快に思われた方もいらっしゃるはず。この場を借りて、おわびしたい。

でもたいていは、「なかなかカッコいい、堂々坊主スタイルが増えてきたじゃないの」と、うれしい発見の気持ちで見つめていた。

今週もこんなことがあった。夜、自宅へ向かっていると、信号待ちをしている父娘がいた。女の子は小3ぐらいで、たぶん塾が終わり、迎えにきたお父さんと家に帰る途中だったのだろう。お父さんは女の子の肩に手を置き、とても仲よさそうに話をしていた。そのお父さんのスキンヘッドが凜《りん》としていて、気は優しくて力持ち、みたいな風情で、すがすがしかった。

この頭髪観察癖も、そろそろおしまいにしないと。これからは、一人でも多くの男性が、薄毛が気になって仕方ない気持ちにさよならし、持ち前の魅力をさらに輝かせる方向に進むのを、陰で応援することにしたい。

取材でお世話になったみなさま、特に快く写真まで撮らせてくださった藤井幹雄さんと堀井昭成さん、実に痛快な体験談をありがとうございました。

そして、たびたびの締め切り破りにもかかわらず、最後まで温かく背中を押してくださった編集者のお二人、講談社の村上誠さんとメディアプレスの岡村啓嗣さんに、また、素敵なイラストを描いてくださった西田真魚さんに、それから、校閲の担当さんをはじめ、この本の出版を可能にしてくださった全ての方に、心より厚くお礼申し上げます。

2014年7月

福本容子《ふくもとようこ》

編集協力
メディアプレス

福本容子
毎日新聞論説委員（経済担当）。1987年、毎日新聞社入社。英文毎日編集部記者などを経て、毎日新聞経済部。通商問題、金融、エネルギー、素材・製薬業界などを担当後、2001年より欧州特派員（ロンドン）。欧州通貨統合やWTO（世界貿易機関）交渉、OPEC（石油輸出国機構）交渉などカバーする。2008年より現職。早稲田大学教育学部英語英文学科卒、マサチューセッツ工科大学（MIT）修士課程修了。
コメンテーターとして、TBS系「ひるおび!」、同「新・情報7daysニュースキャスター」、毎日放送MBSラジオ「こんちわコンちゃんお昼ですょ!」などに出演中。熊本県出身。

講談社+α《プラスアルファ》新書 667-1 A

なぜ世界《せかい》でいま、「ハゲ」がクールなのか

福本容子《ふくもとようこ》

2014年8月20日第1刷発行

発行者―――― 鈴木 哲
発行所―――― 株式会社 講談社
東京都文京区音羽2-12-21 〒112-8001
電話 出版部（03）5395-3532
販売部（03）5395-5817
業務部（03）5395-3615

イラスト―――― 西田真魚
デザイン―――― 鈴木成一デザイン室
カバー印刷―――― 共同印刷株式会社
印刷―――― 慶昌堂印刷株式会社
製本―――― 株式会社若林製本工場
本文データ制作―― 講談社デジタル製作部

ISBN978-4-06-272863-8